全媒体"健康传播"系列丛书

从分娩到产后恢复

健康妈妈的小秘诀

江西科学技术出版社

江西·南昌

图书在版编目（CIP）数据

从分娩到产后恢复：健康妈妈的小秘诀 / 郑九生主编 . -- 南昌：江西科学技术出版社，2019.9

ISBN 978-7-5390-6946-3

Ⅰ.①从… Ⅱ.①郑… Ⅲ.①产褥期－妇幼保健－基本知识 Ⅳ.① R714.61

中国版本图书馆 CIP 数据核字（2019）第 175108 号

国际互联网（Internet）地址： http：//www.jxkjcbs.com

选题序号： ZK2019159

图书代码： D19009-101

从分娩到产后恢复：健康妈妈的小秘诀   郑九生   主编
CONG FENMIAN DAO CHANHOU HUIFU: JIANKANG MAMA DE XIAOMIJUE

出版发行 / 江西科学技术出版社
社址 / 南昌市蓼洲街 2 号附 1 号
邮编 / 330009
电话 / 0791-86623491
印刷 / 雅昌文化（集团）有限公司
经销 / 各地新华书店
开本 / 889mm×1194mm 1/32
印张 / 5.5
字数 / 75 千字
版次 / 2019 年 9 月第 1 版   2019 年 9 月第 1 次印刷
书号 / ISBN 978-7-5390-6946-3
定价 / 36.00 元

赣版权登字 -03-2019-258

加入"分娩及产后恢复教育圈"
知晓健康妈妈的小秘诀！

　　对于大多数女性来说，生儿育女是个绕不开的人生话题。许多女性都对分娩和产后恢复有大量的疑惑和不解，为了帮助这些女性及家属科学地认识分娩和产后恢复，我们准备了如下学习资料：

名医好课
免费学习

微信扫一扫
产科线上资源享不停

专家直播 **HOT**
专家直播教你
如何正确面对分娩

视频资源
产科知识讲座
在线看

名医文章
名医好文章
免费分享

丛书编委会

本书编写组

主　编

郑九生　江西省妇幼保健院产科　主任医师

编　者

丁　慧　王　甜　刘程程　余蜡梅　邹　卫　辛思明　汪芳艳
沈　婷　陈华艳　欧阳安　罗文娟　罗莉萍　周　晓　周梦妮
赵　晖　洪　瑛　唐　晨　曾晓明　谢淑琴　雷晓真

序 言
PREFACE

　　春风化雨，征程万里。党的十八大以来，以习近平同志为核心的党中央坚持把人民健康放在优先发展的战略位置，提出"没有全民健康，就没有全面小康""要做身体健康的民族"，从经济社会发展全局统筹谋划加快实施"健康中国"战略。实施健康中国行动，提升全民健康素质，功在日常，利国利民。2019年7月，国家层面出台了《关于实施健康中国行动的意见》《健康中国行动（2019—2030年）》，从干预健康影响因素、维护全生命周期健康和防控重大疾病等三方面提出实施15项专项行动。

　　江西省委、省政府历来高度重视人民健康，积极出台实施《"健康江西2030"规划纲要》，加快推进"健康江西"建设，全省卫生健康领域改革与发展成效显著，医疗卫生服务体系日益健全，人民群众健康水平和健康素养持续提高。我省积极响应健康中国行动号召，加快推进健康江西行动，更加精准对接群众健康需求，全方位全周期保障人民健康，为共绘新时代江西改革发展新画卷筑牢坚实健康基础。

江西省卫生健康委员会与江西省出版集团公司共同打造的"健康江西"全媒体出版项目，包括图书出版和健康教育平台，内容涵盖健康政策解读、健康生活、中医中药、重大疾病防治、医学人文故事、卫生健康文化、医企管理等内容。《全媒体"健康传播"系列丛书》是"健康江西"全媒体出版项目中一套优秀的、创新的健康科普读物，由相关领域的医学专家潜心编写，集科学性、实用性和可读性于一体。同时推出"体验式"及"参与式"模式，实现出版社、专家、读者有效衔接互动，更好地为读者服务。

读书与健康生活相伴，对人民群众全生命周期的健康呵护与"健康江西"全媒体形式的结合，堪称健康理念、健康知识、健康方法、健康养成系统化传播全新的尝试，理应受到广大读者的喜爱，尤其希望从中获取更多有益的信息、健康的妙招、管理的智慧和生命的力量。

江西省卫生健康委党组书记、主任

2019 年 8 月 20 日

前 言
FOREWORDS

　　对于育龄女性来说，孕育新生命是一个自然的生理过程。随着全民文化及生活水平的不断提高，"分娩"这件事被逐渐揭开面纱，再也不是人人谈之色变的"鬼门关"。笔者从事妇产科临床工作30余年，欣喜地看到孕产妇死亡率在逐年下降，这是前后几十代产科医生共同奋斗的结果。然而较为缺乏分娩知识的孕妇、忌惮分娩镇痛会带来后遗症而痛到呕吐的产妇、惧怕顺产过程不顺利中转剖宫产而要求直接剖宫产的准妈妈还是较为常见。笔者深深感到孕产妇保健工作不仅是将我们的专业技术做到最好，更重要的是将分娩相关知识详细、全面地介绍给需要的人们。

大多数人认为"分娩"是到宝宝出生就结束了，其实产后恢复、科学坐月子，产后脱发、多汗，产后情绪低落等等均是分娩带来的一系列容易被忽略的"月子问题"。由于易被忽略，甚至因此错过最佳恢复期，真正成为"生孩子落下的病"。如何让育龄女性安全分娩并迅速平复如故，这是新时代、新形势下对我们产科工作者提出的新要求。

本书包含9个部分，包括从分娩前准备至产褥期身体恢复全过程的知识内容。1~5章包括了待产、临产及分娩过程介绍，带您了解无痛分娩知识以及绕不开的话题——中转剖宫产。6~9章特别详细地介绍了产后恢复过程中可能遇到的各种问题，包括高龄及患原发疾病的产妇产后如何恢复、产后恶露不尽及痔疮问题、产后乳房恢复、妊娠纹的处理、产后多汗和风湿问题及越来越被重视的产后情绪问题。

最后，希望本书的出版能给广大育龄女性些许指引，帮助您安全顺利地渡过分娩及产后恢复期。

目 录
CONTENTS

产后护理并不能一概而论

一个由上至下的恢复计划

一场从内到外的盛大改变

所有家庭成员全面的参与

PART 1

全面细致的待产准备

到底什么时候该去医院待产

分娩发动

妊娠晚期，准妈妈会对早已耳闻的"宫缩"感到紧张和兴奋，但是一定要学会辨别宫缩和其他腹痛的区别。首先，要区分真假宫缩：妊娠中晚期，许多孕妇会出现宫缩，表现为下腹部的紧缩感，小腹出现一个较硬的包块，会让孕妇感到不适，但多数没有疼痛感，且不规律——这种情况是"假宫缩"，就是不会引起宫口扩张的宫缩。临产的宫缩一定是规律的，每3~5分钟一次，每次持续半分钟以上，宫缩时小腹包块变得像石头一样硬，并伴有强烈的下腹痛感，有的孕妇则以腰痛更突出，也有的孕妇会感觉疼痛不明显，但是这种情况比较少见。辨不清是否是规律宫缩的准妈妈可以耐心地做个宫缩记录，在观察中如果出现"见红"或是阴道黏液状分泌物增加，就可能是开宫口的表现,这时可以毫不犹豫地办理住院手续。

如果宫缩时伴有明显便意，那则是胎头下降造成的，就要尽快入院了。当然，对于居住地离医院比较远的孕妇，或者自己感觉把握不好规律宫缩的孕妇也可以提前来医院就诊，让医师帮你拿主意。对于经产妇，即使宫缩间隔大于 5 分钟,只要很规律，并且程度较强也要及时入院待产。

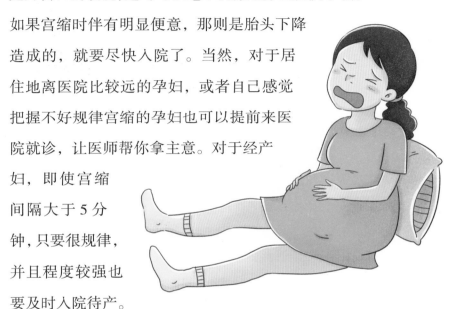

阴道流水

表现为阴道突然流出淡黄色或白色的液体，带点腥味，不能控制。这液体会使 pH 试纸变为蓝色。如果出现了"破水"，无论是否临近预产期，是否有宫缩，都应立即到医院就诊。就诊途中，一定要保持平卧位，把臀部稍微垫高。这样做一是可以减少羊水流出量，二是可以防止脐带脱入阴道内。

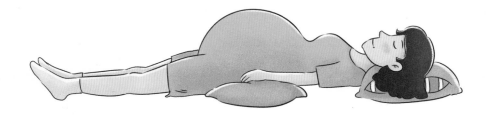

胎动减少

胎动是宝宝在孕妈妈肚子里健康与否的重要依据，孕晚期，准妈妈就要学会如何计数胎动。规范的计数胎动的方法是每天早、中、晚各计数胎动 1 小时，胎儿连续动到不动记为一次，正常每小时胎动 3~5 次。如果胎动与平时相比异常活跃或减少，则可能是胎儿宫内缺氧的信号，就应立即去医院就诊，必要时还要住院观察。

阴道流血（超月经量）

大部分孕妇在临产前 24~48 小时内，阴道内会排出少量血性黏液，我们称之为"见红"，通常是准妈妈分娩即将开始的征象。这时的准妈妈们不必过于紧张和焦虑，需要做好随时入院的准备，等待规律宫缩出现后立即到医院待产。但是，如果阴道流血量超过月经期量,就很有可能是异常情况（如前置胎盘、胎盘早剥等），应该立即到医院就诊。

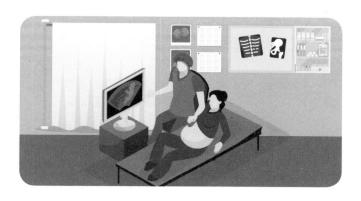

妊娠合并疾病

患有妊娠并发症或有其他异常合并症的孕妈妈，需要根据具体病情，在产科医师的指导下及时入院，严密观察病情、监护胎儿情况，对于病情严重的可能会提前终止妊娠。

超预产期

如果到了预产期还没有临产,不要太担心。真正的"过期妊娠"是指核实孕周后超过42周仍未临产的情况。但若过预产期将近一周还没有分娩迹象，就应及时入院，加强监测，并听从医师安排接受相应的催产措施，防止"过期妊娠"和胎儿意外的发生。

入院的流程和需要带上的重要物品

入院的流程

有些孕妇在产科门诊检查发现有妊娠合并症及特殊情况需要入院治疗和观察时，医师开具入院卡，办理手续住院，先到门诊大厅入院处登记，按住院号和病情到相应科室入住。到达病区后由护士接待，护士通知值班医师接诊。

准妈妈出现正常发动、破水、阴道出血超月经量等情况时，需立即到医院急症科检查。医师开具入院卡，准妈妈到医院大厅入院处登记，按住院号到相应科室入住，到达病区后会有护士接待，由护士通知值班医师接诊。

从分娩到产后恢复：新妈妈的小秘诀

需要带上的重要物品

准妈妈在预产期的前一两个月内就要开始给宝宝准备一些必需物品了，宝宝一生下来要用的以及在住院期间需要用的东西，都要提前备好，放在一个储物袋里，一旦发动，就可以直接拎包入院生产了。这样就避免临时准备，手忙脚乱，东奔西走，能够保证自己生产后好好休息，新生宝宝也可以被照顾得无微不至。

1. 入院所需的证件：孕妇身份证、医保卡、孕期病历及各种检查单

2. 个人生活用品（牙膏、牙刷、水杯、脸盆、拖鞋、换洗衣服）、卫生用品（卫生纸、产妇垫、监护带、卫生巾、湿巾）

3. 新生儿用品：棉被、衣服、尿布（片）、毛巾、脸盆、奶瓶

入产房的时机和需要带上的必备物品

入产房时机

初产妇宫口直径开至 3cm、经产妇宫口直径开至 2.5cm 送产房待产。如有特殊病情需要入产房观察和处理（胎膜早破、延期妊娠、特殊病情等），医师会和孕妇及家属做好沟通后送产房。

入产房所需必备物品

产妇垫 10 块、卫生纸 2 包、水杯、监护带、食物、饮料、手机等。

PART 2

临产先兆要注意

见红是临产的征兆

孕周 37 周以上称为孕足月，大部分的孕妇都会面临分娩这最后一道关口，每到这个时候，孕妇多少都会有些紧张和期待。但是，宝宝什么时候出生？这就需要孕妇自己关注临产的征兆，以便做好分娩的准备。

见红是什么

在分娩前 24~28 小时内，子宫颈口开始活动，使子宫颈内口附近的胎膜与该处的子宫壁分离，毛细血管破裂而经阴道排出少量血，并与宫颈管内的黏液相混而排出，这种阴道流出的血性黏液便是俗称的"见红"，是分娩即将开始的一个主要征兆。因此，孕妇应及时发现这种征兆。

如何区别正常见红与产科特有疾病

临床上比较常见的阴道流血有两种，都跟胎盘有关系。

前置胎盘，即胎盘附着的位置不正常，胎盘正常应该在子

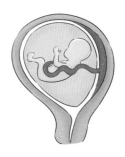

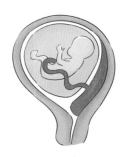

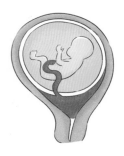

正常胎盘　　　　　　　　边缘性前置胎盘　　　　　　完全性前置胎盘

在妊娠晚期子宫会发生变化，尤其是子宫下段开始逐渐拉长，如果胎盘正好附着在这个位置，胎盘无法发生相应的变化，不能随子宫下段一起拉长，就会造成胎盘和子宫壁的错位，这种错位使胎盘和子宫剥离，导致出血。胎盘覆盖的位置越低，发生出血的风险性也越大，自然分娩的概率越低，完全覆盖时，需剖宫产终止妊娠。前置胎盘发生的出血，是无痛性的出血，量可同月经量甚至超过月经量，颜色鲜红。

宫的前、后及侧壁上。如妊娠早期胎盘形成的时候，种植部位较低，位于子宫下段或完全覆盖宫颈内口，则会发生前置胎盘。

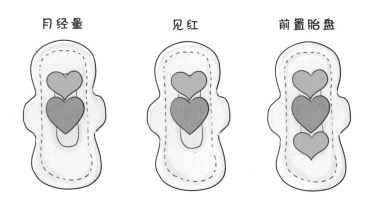

还有一种出血也跟胎盘有关系，但是这种出血常常伴有持续性疼痛，即胎盘早剥。正常位置的胎盘在胎儿娩出前，部分或全部从子宫壁剥离，称为胎盘早剥。

轻型胎盘早剥主要症状为阴道流血，出血量一般较多，色暗红，可伴有轻度腹痛或腹痛不明显，贫血体征不显著。重型胎盘早剥主要症状为突然发生的持续性腹痛和腰酸、腰痛，其程度因剥离面大小及胎盘后积血多少而不同，积血越多疼痛越剧烈。一般来说，孕妇患妊娠期高血压疾病、长期卧床孕妇、羊水较多且破水后羊水流出较快等，将导致宫腔内压力骤减，子宫骤然收缩，胎盘与子宫壁发生错位而剥离。孕妇腹部直接受到撞击或挤压也容易发生胎盘早剥。重型胎盘早剥常伴有突然发生的持续性腹痛、腰酸或腰背痛，阴道出血。阴道出血多为暗红色，量可多可少，这是根据胎盘剥离面积以及是为外出血不是内出血决定的，但都伴有持续性腹痛、腰酸。

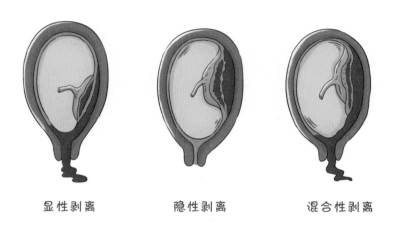

显性剥离　　　　　隐性剥离　　　　　混合性剥离

　　特殊情况的阴道出血：前置血管。前置血管是指附着在胎膜间的脐带血管横越子宫下段，在胎先露之前，跨过宫颈内口。临床较少见，其临床特征表现在分娩前或分娩中，人工或自然破膜后，突然发生阴道流血，并伴有急剧的胎儿窘迫。此时，须及时终止妊娠，并准备新生儿抢救。

见红了怎么办

如果出现少量淡淡血丝，准妈妈可留家观察，不要过度操劳，避免剧烈运动。如流出鲜血，超过月经量或伴有腹痛，就要及时入院就诊。

见红与孕晚期异常阴道出血的不同点

有无腹痛	见红时一般无明显规律腹痛，或只有轻微且不规则下腹坠胀感，有产妇描述为"与痛经的感觉很像"。前置胎盘出血时常无明显痛感；胎盘早剥发生时往往有明显的阵痛或子宫持续收缩，触之张力高，没有以往的柔软感
量和质的区别	见红时往往为暗红色或咖啡色果冻状分泌物，量较少，一般不会湿透内裤。而前置胎盘、胎盘早剥或前置血管出血，量一般较多，需要更换内裤或卫生巾，颜色鲜红，可伴有血块而不是果冻状分泌物

假性宫缩

一般在临产前 2 周左右，产妇就会出现不规则的肚子发紧和疼痛的感觉，此为子宫收缩。很多准妈妈都忧心忡忡，有小小动静就以为规律宫缩已经开始了，马上就要分娩，此刻的孕妈妈要放松，宫缩其实并不可怕。宫缩的感觉最直观的描述是感到肚子发紧发硬，一阵一阵地。不强烈的宫缩可以没有感觉或者与来月经时的小腹疼痛一样。当宫缩像浪潮一样涌来，阵阵疼痛向下腹扩散，或有腰酸下腹排便感，这种宫缩即真性宫缩，是在为宝宝出生做准备。

假性宫缩是什么

还有假性宫缩？没错，宫缩分为假性宫缩和真性宫缩，假性宫缩并不意味着马上要临产，而真性宫缩的出现才意味着胎宝宝即将要出世。上面说了真性宫缩的感觉，那么假性宫缩又是什么感觉呢？

假性宫缩没有任何规律，随着月份的增加，胎头下降，假性宫缩出现的频率会越来越多，但这并不代表要临产，孕中后期开始假性宫缩就会出现。

假性宫缩发生时，准妈妈会发生肚子突然变硬，尤其是发生在准妈妈长时间处在一个姿势时，但是这时腹部并不会像发生真性宫缩时那样痛。假性宫缩时间也没有一定的规律，两次间隔的时间也不一样，每一次宫缩的时间也不一样，并且假

出现宫缩应该怎么办

出现宫缩时应该怎么办呢？

第一步，平卧，闭目，以鼻深呼吸。

第二步，以口深呼吸放松腹部。

第三步，以鼻吸气后，屏气，然后长呼气。

这样一个过程就帮你缓解不少不适感了。

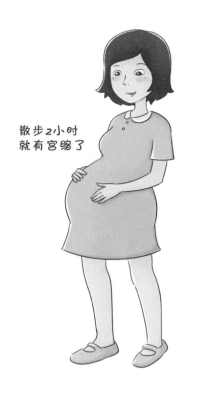

散步2小时
就有宫缩了

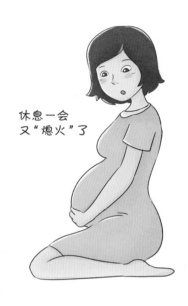

休息一会
又"熄火"了

性宫缩出现的时间早，28 周之后随时都有可能出现假性宫缩，但是真性宫缩多数出现在 38 周之后。假性宫缩发生时大家不需要着急，它对于孕妇以及胎儿没有任何影响。

这种子宫收缩一般不超过半分钟，并且不规则，经休息后可以减轻或停止，故称之为假临产。如果产妇的腹痛逐渐增强，持续时间延长，间隔时间越来越短，腹痛一阵紧似一阵，就预示着快临产了。

从孕中期开始，准妈妈的肚子会越来越大，随着预产期的临近，胎儿的胎头下降，宫缩会频繁出现，而且准妈妈会觉得胎儿往下坠，行动很不方便，这个时候一定要多注意休息。

如果是出现频繁的宫缩和频繁的胎动都是不正常的表现，准妈妈们一定要记住定期去医院检查，如果出现异常的话，医师会建议准妈妈提前做剖宫产手术。

宫缩对胎儿有什么影响

宫缩是胎儿出生的征兆，是不会对宝宝有什么不良影响的。但是如果宫缩过于频繁或者有异常的话，应该及时就医，看看医师有什么应对方法。

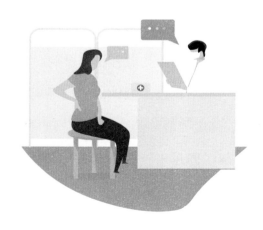

另外，假性宫缩也是孕期常见的症状，一般来说对胎儿没什么伤害，但是如果假性宫缩过于频繁的话，是可能造成胎儿缺氧或者早产的，这时候也要赶紧去医院检查，看看宫缩是否引起胎盘供血不足，以免对胎儿的发育和安全造成较大威胁。

宫缩是孕期的正常现象，一般不需要过于紧张，自己采取一些缓解的方式就可以避免不适，但是当这种不适发生得过于频繁且异常，或引起胸闷呼吸困难时，就一定要就医治疗了。

宫缩和胎动有什么区别

胎动和宫缩一样，都是在孕期会出现的症状，那么宫缩和胎动有哪些不同的地方呢？

腹胀感觉不同 宫缩和胎动都会让准妈妈感到腹胀，但是腹胀的感觉是不同的，宫缩是整个腹部都有胀胀的感觉，而且时有时无，而胎动则是胎儿在子宫内羊水中运动碰撞子宫壁产生的，准妈妈感觉到的是腹部局部发胀。

发生频率不同 宫缩的频率是循序渐进的，子宫逐渐变硬，会有腹胀或者腹痛感，而胎动则比较突然，一般是一下一下的，胎动时准妈妈一般不会有不适感。

发生部位不同　　宫缩一般发生在整个子宫，而胎动则是在子宫的各个部位都有可能发生，而且感到胎动的部位与胎儿在子宫中运动的部位是一致的，在不同时间感到胎动的部位是不同的。

破水要重视

羊水破裂是临产的最大征兆了，由于子宫收缩加强，子宫腔内压力增高，促使羊膜囊破裂，囊内清亮淡黄的羊水流出。一般破水后很快就要分娩了，应立即让产妇采取平卧姿势送往医院分娩，不可直立或坐起，以免脐带脱出，造成严重后果。

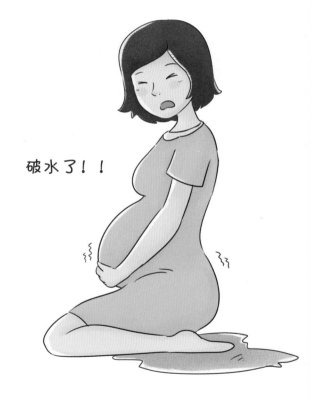

破水了！！

破水后请立即平躺，有些胎儿是臀朝下的臀位，甚至为横位，一旦发生破水，脐带脱出于胎先露的下方，经宫颈进入阴道内，甚至经阴道显露于外阴部，称为脐带脱垂。脐带脱垂可导致脐带受压，胎儿血供障碍，发生胎儿窘迫甚至危及胎儿生命。

在规律宫缩前发生的破水，即破水时无任何腹痛腹胀，这种情况称为胎膜早破，即发生在临产前的破水。需立即平躺，将一个小枕头垫在臀部以下，以抬高臀部，减少羊水流失的速度和量，然后立即前往医院。

观察流出羊水的颜色，正常羊水为清亮或稍带白色。如流出羊水的颜色为黄或黄绿色，这表示胎儿在子宫内有缺氧的可能，需警惕胎儿窘迫。如流出的羊水为淡红色或红色，则可能是出现了胎盘早剥这种产科并发症。

PART 3

分娩进行时

正常分娩大概需要多长时间

分娩是指妊娠满 28 周（196 日）及以上，胎儿及附属物自临产开始到由母体娩出的全过程。我们一般把分娩的过程分为三个产程。

第一产程	又称宫颈扩张期，指临产开始直至宫口完全扩张即开全为止。初产妇由于宫颈较紧，宫口扩张会缓慢些，所以大约需要 11~12 小时；经产妇的宫颈较松，宫口扩张较快，大约需要 6~8 小时
第二产程	又称胎儿娩出期。从宫口开全到胎儿娩出的全过程。对于初产妇，如果打了分娩镇痛，第二产程不超过 4 小时，如果没有打分娩镇痛，第二产程不超过 3 小时，对于经产妇，如果打了分娩镇痛，第二产程不超过 3 小时，如果没有打分娩镇痛，第二产程不超过 2 小时

| 第三产程 | 又称胎盘娩出期。从胎儿娩出后到胎盘、胎膜娩出，需要 5~15 分钟，不超过 30 分钟 |

所以，整个产程时间初产妇大约 12~17 小时，经产妇约 8~12 小时。

各产程该如何配合助产士

第一产程

精神方面：产妇的精神状态会影响宫缩和产程的进展，特别是初产妇，产程时间较长些，容易产生焦虑、紧张和急躁的情绪，所以产妇应适当了解一些关于产程的知识，尽量放松心情，听听音乐，配合呼吸减轻宫缩带来的不适感觉。

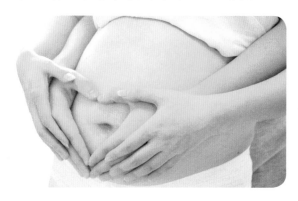

饮食和活动：为保证精力和体力充沛，产妇在第一产程应少量多餐进食，吃高热量容易消化的食物，还要摄入足够的水分，以维持体力，宫缩不强且未破膜时，产妇可以在室内走动，进行自由体位待产，帮助加速产程的进展。

排尿和排便：产妇每 2~4 小时排尿一次，以免膀胱充盈影响宫缩和胎头的下降。初产妇宫口 <4cm，经产妇 <2cm，产妇直肠内有大便影响到胎头下降，可使用开塞露帮助排便。

第二产程

宫口开全，胎头到达骨盆的出口，压迫直肠，产妇会出现排便感，不由自主地向下屏气。打了无痛分娩的产妇宫口开全，如果没有便意感，可以不用马上使劲，等待一个小时后，助产士再指导正确使用腹压。用力的方法：产妇双足蹬在产床的脚蹬上，双手握住产床把手，宫缩时深吸气屏住，然后如排便样向下屏气增加腹压。宫缩间歇时，产妇呼气并使全身肌肉放松。如此反复屏气，帮助胎头娩出。当胎头露出阴道口，使产妇会阴部的皮肤绷紧时，助产士指导产妇用力的方法是宫缩时产妇张嘴呼吸，全身放松，宫缩间歇时产妇轻轻用力，使胎头缓慢通过阴道口，以同样的方法娩出胎儿。

第三产程

第三产程是胎盘娩出期，产妇不需要用力，胎儿娩出后会被给予缩宫素帮助加强子宫收缩，产妇可感觉强烈的宫缩带来的疼痛，只需深呼吸放松就可以。助产士处理完产妇，就会将新生儿放在产妇的身上进行早接触早开奶。

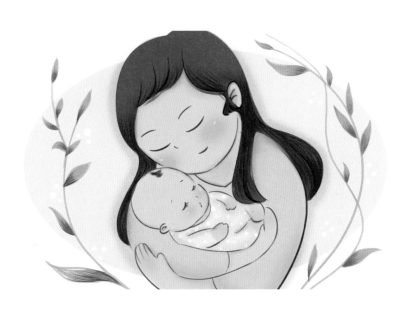

你在产房需要了解的一些专业术语

宫颈管消失

临产时，宫颈内口会向上向外扩张，宫颈管呈漏斗形，随后宫颈管逐渐变短直至消失，这时的宫颈管变成了子宫下段的一部分，即非凭空消失。宫颈管的消失，是临产的标志之一。一般而言，初产妇在临产时是宫颈管先消失，宫口再扩张（开指）。经产妇则是宫颈管的消失与宫口扩张同时进行，所以经产妇生得快。

宫口扩张

宫口扩张通俗的说法即宫口开指。开几指是指通过宫口容纳手指的情况来判断子宫颈扩张的程度。随着产程的进行，宫口是逐渐扩张的，直到打开到能允许正常大小的胎儿通过，也就是直径为 10cm 左右——即"开全"。

人工破膜

羊膜囊（胎膜）是两层坚韧、薄、透明的膜，位于胎盘之内，装着发育中的胚胎（后来变成胎儿），直到出生前不久为止。内层的膜是装着羊水和胚胎的羊膜。外层膜——绒毛膜包着羊膜，本身是胎盘的一部分。由羊膜形成的囊，将胎儿整个包围起来，囊内充盈羊水，胎儿悬浮其中。

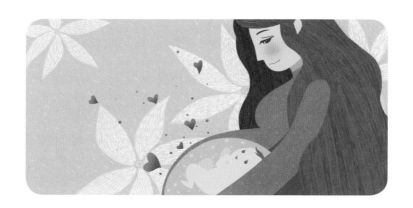

自然破膜是第一产程的重要临床表现，当胎儿先露部衔接后，羊水被阻断为两个部分，在先露部前面的羊水为前羊水。随着产程的进行，前羊水内压力增大，当达到一定的程度时，

胎膜破裂，羊水流出，正常情况下，这时的宫口多近开全或已开全。而人工破膜则有一定的适应证，若存在异常产程，如潜伏期延长、宫颈扩张延缓等情况，根据产妇的宫缩情况、宫颈扩张的速度进行判断，在排除胎儿头盆不称、胎位不正等情况下，方可实行人工破膜。所以，人工破膜是产房医师用于观察羊水的颜色、性状，加快产程进展的一种方式，孕妈妈千万别害怕。

催产素点滴

催产素点滴对于许多孕产妇并不陌生，生产的时候或多或少都用到过，一为了让宫缩加强，加快生产的速度，二是生产完时可以加强子宫收缩，防止出血。

产房中在生娃之前，催产素点滴有两种用途，即催产素点滴引产和催产素点滴催产。很多准妈妈对"催产"和"引产"分不清楚，听到催产素点滴引产就慌了。通常我们说的"引产"是因为宝宝有问题或因孕妇有家庭及身体情况，不适合继续妊娠而放弃妊娠的方法。超过妊娠41周还没有临产，准妈妈有不适宜继续妊娠的合并症或并发症（超40周），或发生胎膜早破却没有临产，这些情况下打催产素则是为了让胎儿尽快脱离母体不良环境的一种手段。

催产素催产是因为产程中宫缩乏力，用催产素加强宫缩，通俗点说是起到催促产程进程的作用。

备皮

备皮就是给准妈妈在手术的相应部位，剃除毛发并进行体表清洁的准备。无论是顺产还是剖宫产都会为了手术操作方便，减少感染的机会而"备皮"。

PART 4

减轻分娩疼痛的方法

分娩有多痛

95% 以上的初产妇感觉非常痛，仅有 5% 感觉轻微痛；近一半的人疼痛难忍，易激怒，大哭大叫，甚至破口大骂，这种痛给产妇身心带来了极大痛苦。

女性在怀孕末期，体内雌激素水平提高，孕激素相对减少。雌激素可提高子宫肌肉对催产素及其他刺激子宫收缩物质的敏感性，加上宫内局部压力的增加，促使子宫产生强有力的宫缩。加之已有的恐惧心理，常常有人对分娩痛谈之色变。人们将分娩疼痛比

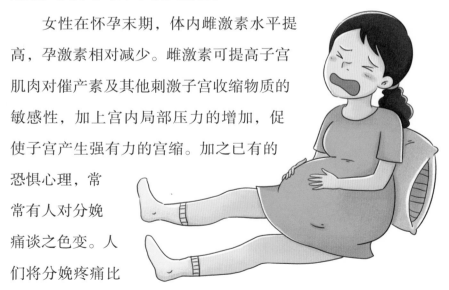

喻为"十级痛"。如何减轻疼痛？现代医学在减轻生产痛方面有没有进步与突破呢？答案是有的。减轻分娩疼痛的方法有很多种，如"分娩镇痛""水中分娩"，均是使用各种方法使分娩时的疼痛减轻甚至消失。分娩镇痛可以让准妈妈们不再经历疼痛的折磨，减少分娩时的恐惧和产后的疲倦，让她们在时间最长的第一产程得到休息，当宫口开全时，因积攒了体力而有足够的力量完成分娩。

以下介绍几种减轻分娩疼痛的方法：导乐分娩、麻醉分娩镇痛、水中待产。

导乐分娩：家人、导乐师全程陪护的温馨产房

我国传统的自然分娩模式是产妇独自在产房完成分娩的全过程，家属不能陪同分娩。导乐分娩的全过程由专职医师、护士、助产士及导乐人员还有家人，以产妇为中心，从待产到产后2小时，为其提供专业、全面、周到、细致、人性化的医疗服务。

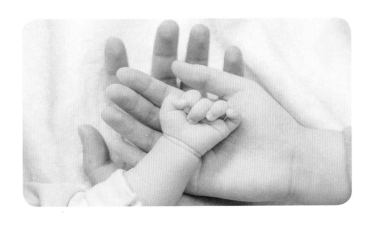

医护人员在产程中密切观察产程及母婴状况，选择适宜的助产技术，保障产妇生产过程中母婴平安。这种新型的家庭化产房可以减轻产妇在分娩全程所承受的巨大压力，消除对未知环境的陌生和恐惧，将妊娠、分娩、产后休养和婴儿监护整合在一起，允许孕产妇家人以及专业人员全程陪同。其中导乐人员是由通过专门系统培训，具有丰富经验和产科专业知识，富有爱心和耐心的专业人员组成，在产前、产时及产后陪伴产妇，给予产妇生理、心理、感情上的支持，帮助和鼓励产妇建立起自然分娩的信心，并根据分娩镇痛的需要，使用非药物、无创伤的导乐仪为产妇进行镇痛，达到显著的分娩镇痛效果。

由于采用非药物镇痛，不抑制运动神经，避免了对腹肌、肛提肌的抑制，使产妇全身放松、充满信心、产力充足，能正确屏气用力，全力配合分娩。导乐分娩使整个自然分娩过程更短、更健康、更安全、更舒适，并且将家庭成员融入医务人员的护理模式中，可增进家庭凝聚力、促进家庭和谐。尤其产妇分娩时，丈夫或家人陪在身边给予精神支持，有助于产妇放松，减少对阵痛药物的需求。夫妻分享孩子出生的经历，感情也会更加融洽。

麻醉分娩镇痛

麻醉分娩镇痛即椎管内麻醉分娩镇痛，是迄今为止所有分娩镇痛方法中镇痛效果最好的方法，并且是目前各大医院应用最广泛的一种方法。该方法起源于国外，至今有 100 余年的历史，目前它在国外已经应用得很普遍了，美国分娩镇痛率超过 85%，英国超过 90%。国内很多医院均已开展无痛分娩，有的已经占了顺产的 30%~40%，准妈妈可以放心选择无痛分娩，这是一项简单易行、安全成熟的技术。

目前的分娩镇痛方法包括非药物性镇痛和药物性镇痛两大类。非药物性镇痛包括精神安慰法、呼吸法、水中分娩等，其优点是对产程和胎儿无影响，但镇痛效果相对弱；药物性镇痛包括笑气吸入法、肌注镇痛药物法、椎管内麻醉分娩镇痛法等。

"无痛针"又称为"椎管内麻醉",是分娩镇痛的一种方法,它不是一针的问题,而是一项技术。无痛分娩的说法现在来看是不确切的,似乎直接称分娩镇痛更为妥当。

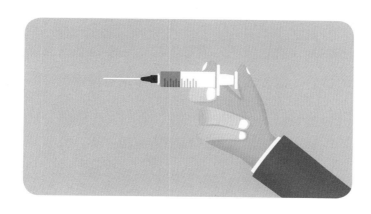

麻醉医师在产妇后背用硬膜外穿刺针在局麻下穿刺,穿刺成功后,药物经针注入蛛网膜下腔,在腰椎间隙进行,在硬膜外腔置入一根细导管,导管的一端连接电子镇痛泵(麻醉医师已经设定好了每小时的限量,不必担心用药过量),镇痛泵可以持续使用,直至分娩结束,在整个过程中,麻醉药的浓度较低,相当于剖宫产麻醉时的 10%~20%,可控性强,安全性高,几乎不影响产妇的运动,产妇意识清醒,能主动配合,积极参与整个分娩过程。它能很大程度上减轻产妇的痛苦,但要做到完全无痛是很难的,因为自然分娩需要有力的宫缩。椎管内麻醉分娩镇痛是迄今为止所有分娩镇痛方法中镇痛效果最好的方法，这种操作由有经验的麻醉医师进行。

给产妇施行分娩镇痛麻醉时，在考虑不影响产程和胎儿安全的原则下，通过严格地给予镇痛药物，不影响子宫规律性收缩，即可阻断分娩时的痛觉神经传递，从而达到避免或减轻分娩痛苦的目的，把分娩疼痛感降到最低，但保留子宫收缩和轻微痛感。

椎管内麻醉分娩镇痛虽然在中国应用并不广泛，但是它在国外已经应用的很普遍了，准妈妈可以放心应用无痛分娩技术。

优点

安全　采用椎管内麻醉分娩镇痛时，医师在产妇腰部硬膜外腔放置导管，镇痛泵中麻醉药是淡淡的麻药，很安全。有非常详尽的研究证实，硬脊膜外麻醉分娩镇痛对产妇和胎儿是安全的。椎管内麻醉分娩镇痛的用药剂量极低，因此进入母体血液并通过胎盘的概率微乎其微，对胎儿几乎也不会造成什么影响。当人体感到严重疼痛时，会释放一种叫儿茶酚胺的物质，这种物质对产妇和胎儿都有不利影响，尤其是会影响新生儿的血液和氧气供应。所以椎管内麻醉分娩镇痛还能降低胎儿缺氧的危险。

方便　由于麻醉药的浓度很低，几乎不影响产妇的运动功能，因此在医师的允许下产妇可以下床活动。此外，产妇可以根据疼痛的程度控制给药，真正做到个体化，因此很方便。

药效持久　大约在给药 10 分钟后，产妇就感觉不到宫缩的强烈阵痛了，感觉到的疼痛好似来月经时的轻微腹痛，持续时间可以至分娩结束。

适用人群广　大多数产妇都适合椎管内麻醉分娩镇痛，但是如果合并凝血功能障碍、药物过敏，腰部有外伤史等疾病，产妇应向医师咨询，由医师来决定是否可以进行此项技术。

不用进手术室　椎管内麻醉分娩镇痛的全过程是由麻醉医师和产科医师合作完成的，正常情况下在产房中即可进行，无须进手术室操作。

禁忌证

有阴道分娩禁忌证、椎管内麻醉禁忌证、凝血功能异常的产妇不可以采用此方法进行分娩镇痛，可以考虑水中分娩或呼吸减痛法。

并发症

低血压　分娩镇痛采用椎管内阻滞（硬膜外、蛛网膜下腔阻滞或硬膜外－蛛网膜下腔联合阻滞）时，如收缩压降至 90mmHg 以下，或比基础值降低 20%~30%，称为低血压。如低血压时间过长，可能导致胎盘血流灌注减少，胎儿低氧血症等。因此，采用无痛分娩首先要开始静脉输液，密切监测产妇血压、心率及呼吸的情况，同时进行胎儿心率监测，避免阻滞平面过广。当出现低血压时，需将产妇置于左侧卧位，必要时静脉注射提高血压的药物。

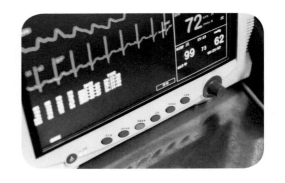

头痛　部分产妇硬膜穿破后，脑脊液外漏，引起颅压降低而造成穿刺后头痛，发生后产妇需卧床休息，进行补液治疗等。这种头痛是自限性的，1 周内多能自行缓解。

局麻药中毒　主要原因是局麻药误注入血管或因局麻药用量大，经局部血管吸收迅速引起，也不排除特殊体质人群对麻醉药品过敏。

全脊髓麻醉　穿刺过程中如果导管穿破硬脊膜而没有发现，就会使大量局麻药持续输注进入蛛网膜下腔，发生全脊髓麻醉。由于硬膜外连续滴注或自控分娩镇痛时所使用的局麻药浓度很低，因此不容易在短时间内引起全脊髓麻醉。只要密切观察阻滞平面的变化，并监测血压、呼吸等生命体征，是能够及时发现和处理的。

神经损伤　主要原因是胎儿的头或胎儿在产道下降过程中，压迫盆腔产道后面的外周神经，或第二产程中下肢过曲，体位不当引起的，一般在 3 个月内就能自行恢复。

产程延长　从一些间接的研究结果推论，第一产程的椎管内分娩镇痛情况下，变化不大，而第二产程可能延长 15~20 分钟，因此在宫口将近开全的时候需要减少药量。

其他　如嗜睡、头痛、恶心、呕吐、皮肤瘙痒、尿潴留等。

椎管内麻醉分娩镇痛的问与答

对妈妈和宝宝有什么影响吗？

椎管内麻醉分娩镇痛对宝宝没有风险，椎管内麻醉分娩镇痛中，极少量麻醉药通过胎盘到达胎儿血液中，其实不会有太大影响。因为随着科学的发展，选用的麻醉药是对胎儿安全的药物，而且镇痛分娩的麻醉药用量远低于剖宫产等手术麻醉药用量，这种镇痛方法已经非常成熟，在这方面不用担心。

虽然椎管内麻醉的镇痛效果好，但对于准妈妈来说存在一定风险。在做硬膜外穿刺时，一般麻醉师是凭感觉和经验做"盲穿"，所以很少一部分会误穿硬脊膜进入蛛网膜下腔，这时脑脊液就会流出来，导致颅压发生变化。同时，也存在感染的风险。如果出现脑脊液流出，产妇要去枕平卧 72 小时，并且每天要充分的静脉输液。如果太早抬头，会导致头疼。根据产科临床上的统计，这种情况的发生率大概是 1%。这是因为准妈妈腹部增大，脊椎承受的重量发生改变，导致腰椎突向前方，穿刺时摆体位困难，腰椎间隙也比一般人窄。所以，做产妇的硬脊膜外穿刺要难很多。如果产妇患有腰椎疾病或其他原因导致硬脊膜外腔粘连，就更容易出现误穿至蛛网膜下腔的情况。同时，由于产妇血管扩张，还存在穿刺部位出现出血引起血肿的风险。还有少部分穿刺会损伤神经，导致下肢疼痛。

无痛分娩后会腰痛吗？

一般不会。剖宫产的麻醉已经是安全度极高的麻醉，而无痛分娩的药水浓度是平常剖宫产的 1/5，一般来说不会造成神经损伤，自然没有造成产后腰痛的可能。

无痛分娩后生产还会痛吗？

无痛分娩正确的叫法为"分娩镇痛"。麻醉师根据产程的进展控制药物的使用，让产妇有个比较好的分娩体验，较为舒服地产下孩子。一般来说，我们目前打了无痛分娩后，能把疼痛度控制在 5 级左右。

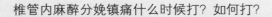

椎管内麻醉分娩镇痛什么时候打？如何打？

步骤一，插入导管至硬膜外腔。一般来说，宫颈口开到 3cm 左右，麻醉医师会先用一根长针穿刺到硬脊膜外腔，然后将管子放入，再把穿刺针拿出来，将管子接到一台泵上。

步骤二，注射。床边的这一台注射泵，持续注射止痛药到你的硬脊膜外腔。

步骤三，持续给药。很多使用椎管内麻醉分娩的妈妈都知道，到了宫颈口开全时，镇痛效果减弱，宫缩时的镇痛又开始出现。这是因为宫颈口开全后，需要产妇用力，这时候需要减少麻醉药量或者停止镇痛。如果这个时候还用麻醉，产妇的肛门反射减弱，该用力的时候就不能好好用力了。

注意事项

采用椎管内麻醉分娩镇痛后还需要用力生产

现在所用的镇痛药是一种"感觉与运动分离"的神经阻滞药，它选择性地阻断产妇痛觉的传导，而运动神经不受影响。

分娩期间，产妇完全运动自如，腹肌收缩和子宫收缩均保持正常。相反，产妇疼痛缓解后，精神完全放松，全身不再翻滚扭动，有利于产妇在医师的指导下用力，宫口开放也就更加容易，因而加速了产程的进展。

进行椎管穿刺置管时会有轻微不适

穿刺置管是在局部麻醉下进行，产妇仅感觉轻微不适而已，不过与子宫收缩时的产痛根本没有可比性。

椎管内麻醉分娩镇痛中分娩方式有可能改成剖宫产

自然分娩是否改成剖宫产，与是否进行分娩镇痛没有必然的联系，它取决于胎儿头盆是否对称，是否存在异常胎位、脐带绕颈和胎儿宫内窘迫等产科因素，有些因素只能在分娩过程中逐渐显现出来，在分娩镇痛过程中如需进行剖宫产，产妇可及时进入手术室实施手术，如果分娩镇痛效果确切，通过置管处给药可以免去再次椎管穿刺的过程，节省手术前的准备时间。

水中待产：安全、简单的分娩模式

先进的水中分娩技术是什么

水中分娩，即指在产妇分娩发动以后，宫口开到 5cm 时，让产妇进入特定的分娩池里，在温水中待产或分娩。这是一种安全、简便有效的分娩模式，能帮助产妇充分放松，达到镇痛、舒适、缩短产程、减少盆底肌肉（产道）损伤、产后快速恢复的作用。

机制

人体浸泡在温水中，肾素、醛固酮和血管紧张素分泌减少，心钠素和多巴铵分泌增加，导致尿量增加，血压下降。温水使皮肤血管扩张，盆底组织的体温、代谢和神经传导速度以及肌肉松弛度增加。由于浮力的作用，产妇可以在水中采取舒适、自由的姿势和体位，使肌肉放松。与紧张有关的激素分泌下降，对分娩的恐惧和焦虑程度降低，催产素分泌增加，子宫收缩加强，从而使子宫颈快速扩张，缩短产程 2~4 小时。

在水中活动比在产床上自如，产妇可变换不同的、感觉舒适的姿势和体位帮助骨盆扩张，骨盆可进一步扩张 1.5cm。盆底肌肉放松，促进宫颈扩张，自然的分娩产道让胎儿更容易通过。对于新生儿来说，水中的状态和母体中羊水的感觉和状态很类似，不会有孩子窒息和呛咳的发生，并形成感觉的过渡，让孩子有一个缓冲的过程。另外，水中待产或分娩的时间较短，能减少对母亲的伤害和婴儿缺氧的风险。

水中分娩的优点

镇痛　　温水有利于产妇的身心放松，促进钠啡钛的分泌，减轻分娩时的疼痛，镇痛作用明显。

保护会阴　　温水的作用使会阴充分舒展，弹性增加，从而减少对盆底肌肉（产道）及神经的损伤，基本上不用会阴切。

缩短产程　　温水的作用可加快产程，减少分娩的痛苦时间。

影响小　　可以减少药物和其他介入治疗的使用。

恢复快　水中待产或分娩，体力消耗小，损伤小，产后恢复快。

适应证

产妇身体各方面均正常，具备自然生产的条件

宝宝体重在 3000 克左右

禁忌证

巨大胎儿

年龄过大或过小的产妇

有并发症的孕妇，如心脏病、高血压、败血症、胎膜早破、胎儿窘迫、羊水污染等

心理准备不足的孕妇

有传染性或感染性疾病的孕妇

热门问与答

为什么水中分娩能减轻疼痛？

分娩池温热的水可使肌肉放松，内源性吗啡类物质如内啡肽分泌增加，使疼痛明显减轻。水的浮力可增加会阴部及产道的弹性，会阴切开率及会阴裂伤的程度减轻。适宜的温水还可以阻断或减少疼痛信号向大脑传递，使大脑产生的疼痛感下降。水中还便于产妇的休息和翻身，可以减少孕妇在分娩过程中的阵痛，并使孕妇更好地与医师配合完成分娩过程，从而增加自然分娩成功率。

为什么水中分娩能加速产程？缓解产妇焦虑？

水中分娩池内的温水，类似于羊水性状。分娩池适宜的水温能使产妇感到镇静，促使全身肌肉放松，宫颈部扩张，加快产程的进展。同时水还具有给人安慰、流动、连续向上涌动的意念，激励产妇想到身体正在开放。水的浮力则有助于身体发挥自然节律，便于翻身和休息。就像泡温泉似的生孩子，听着背景音乐，浸泡在温暖的水中，自由的摆出自己觉得最舒服的姿势，这些具有强大的心理效应，帮助产妇接受体内强劲的冲击力，减轻分娩的焦虑。

 水中分娩的卫生状况如何？

严格消毒,不仅分娩池要全面严格的消毒杀菌,分娩用水也是经过一套消毒过滤系统进行处理的，并且建立一整套消毒监控措施及制度，严格监控每一例孕产妇及新生儿的感染情况。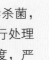

PART 5

中转剖宫产经历

自然分娩的好处和剖宫产手术的并发症

宫缩的阵痛会给孕妇带来精神和肉体的紧张与痛苦，在许多古装电视剧镜头里面，生孩子的场面是撕心裂肺的，让许多准妈妈望而生畏。实际上，现代产房有许多减轻分娩疼痛的措施，分娩已经没有那么恐怖了，而且自然分娩对母体和胎儿有许多好处，还可以避免剖宫产手术带来的一系列并发症。因此，当具备自然分娩的条件时，应听从医师的指导，尽量争取阴道分娩，不要把剖宫产当作分娩的捷径。

自然分娩对母亲的好处

自然分娩有利于子宫复原，产后出血少，有利于恶露排出，产后身体各方面都会较快恢复，可以尽早下床活动，乳汁分泌快，有较多精力照料婴儿。

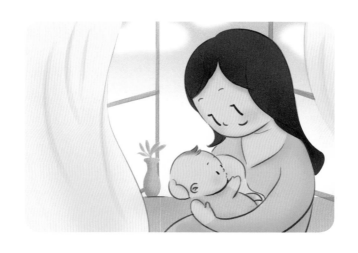

自然分娩对新生儿的好处

自然分娩过程中，正常的宫缩可以刺激胎儿的肺，有利于出生后迅速建立自主呼吸；经产道的挤压，使呼吸道和消化道的羊水、黏液挤出，减少新生儿的呼吸系统疾病；产道的压迫对孩子的感官是一种良性刺激，对孩子的本体感觉、听觉是一次很好的锻炼，促进大脑及前庭功能发育。

剖宫产的并发症

孕妇仰卧位时，尤其在剖宫产硬膜外麻醉时，易发生仰卧位低血压综合征，使子宫胎盘血流明显下降，可造成急性胎儿窘迫；剖宫产时，易发生宫缩乏力，以及子宫切口血管出血，会导致产后出血发生率增加；可能引起手术损伤，包括：膀胱、输尿管和肠管损伤和子宫切口撕裂；会增加产褥期感染，包括：手术切口感染、子宫内膜炎、泌尿道感染；剖宫产手术后的切口疼痛、术后肠功能未恢复前的肠胀气痛，在剖宫产者身上都非常明显。

哪些情况需要中转剖宫产

一般情况下，医师会尽量帮助孕妇顺产，但是，不是每个孕妇都能够成功顺产，如果医师建议中转剖宫产，说明情况比较紧急，产妇应该遵循医师的建议。那么，有哪些情况需要中转剖宫产呢?

分娩期急性胎儿窘迫，短期内不能经阴道分娩者

胎儿窘迫是胎儿宫内缺氧的表现，胎儿氧供除依赖母体血液中充足的含氧量，还需要子宫、胎盘和胎儿自身良好的血液循环及正常的气体交换功能，任何环节的异常，均可使母体血液缺氧而造成胎儿供氧不足。

产程中发生的急性胎儿窘迫常因脐带受压、宫缩过强、产程进展异常、母亲体位等，表现为胎动改变、胎心音改变、羊

水粪染、胎心监护异常。如果经过医师的相应处理不能改善，且短期内不能经阴道分娩者应该考虑转剖宫产。

难产

入产房前，医师会评估产妇是否具有试产条件，分娩有四大要素：产力、产道、胎儿大小及胎方位、精神心理因素，任何一个或一个以上因素发生异常，均可导致难产。

难产常表现为以下方面：产程延长、胎方位异常、胎头高、宫颈水肿、产瘤形成、胎儿窘迫等。发生难产后，医师会评估难产的原因，并进行相应处理，有部分孕妇仍可以成功阴道分娩，如果处理后产程仍然没有改善，那么就需要剖宫产终止妊娠了。

各种并发症

如合并重度子痫前期、妊娠期糖尿病及妊娠期肝内胆汁淤积症等，试产过程中病情加重不能承受阴道分娩者。

其他的突发事件

如脐带脱垂、胎盘早剥、羊水栓塞等。

脐带脱垂　是胎膜破裂的情况下，脐带脱至子宫颈外，位于胎先露的一侧或越过胎先露，是一种发生率极低，但严重危及胎儿生命的产科急症，如胎儿有存活可能，评估结果认为不能迅速经阴道分娩，应进行急诊剖宫产手术以尽快挽救胎儿。

胎盘早剥　指正常位置的胎盘在胎儿娩出前，部分或全部从子宫壁上剥离，是妊娠期严重的并发症之一，起病急、发展快，可危及母儿生命。一旦确诊，应该及时终止妊娠，如不能短时间进行阴道分娩，应该实行急诊剖宫产手术娩出胎儿。

误区1：医师评估可以阴道试产的，都可以自然分娩。

解答：自然分娩是动态过程，分娩有四大要素：产力、产道、胎儿大小及胎方位、精神心理因素，其中产力、胎方位、精神心理因素是可变的，还有一些其他不可预测的突发事件，比如胎心音改变、脐带受压、胎盘早剥等，这些都可能会导致试产失败，需要中转剖宫产。

误区 2：自然分娩可能不成功，如果中转剖宫产，要受"二次罪"，还不如直接选择剖宫产。

解答：受"二次罪"的可能确实存在，但是发生率比较低，只有5%~8%，医师会尽量帮助孕妇顺产，顺产的好处多多，因此，不要轻易放弃自然分娩的机会。

剖宫产手术怎么做

需要做哪些术前准备

项目	内容
完善化验、检查	术前会完善必要的检查、检验，比如：血常规、血型、凝血功能、生化、感染性疾病筛查、B超、心电图等
备血	手术前为患者抽血进行血交叉检查，通过血库准备适量鲜血，以备手术中应用
皮试	手术前做好抗菌药物皮试，备手术中使用抗菌药物，以减少手术后感染的发生
术前签字	产科医师术前会与孕妇及家属谈话并签同意书，充分告知手术的指征和必要性，剖宫产手术前、术中和术后母儿可能出现的并发症
备皮	手术前剃去腹部汗毛及耻骨联合上体毛
导尿	麻醉成功后，会留置导尿管

麻醉方式的选择

剖宫产手术的麻醉方式包括椎管内麻醉（蛛网膜下腔麻醉 + 硬膜外阻滞的联合麻醉，或连续性硬脊膜外阻滞）、全身麻醉、局部浸润麻醉等。

大多数情况下剖宫产手术的麻醉方式会选择椎管内麻醉，手术过程中产妇是清醒的，但是不用担心，这种麻醉能够达到手术区域痛觉消失的作用。在非常紧急的情况下会选择局部浸润麻醉，但是镇痛效果会差一些。在有椎管内麻醉禁忌证时，会选择全身麻醉，风险会相对大一些。

剖宫产简要手术步骤

切开腹壁，打开腹腔

剖宫产皮肤切口有下腹横切口和下腹正中纵切口，两种切口各有优点。下腹横切口：与纵切口相比，横切口手术后孕产妇切口不适感的发生率更低，外观比较美观。下腹正中纵切口：位于脐耻之间腹白线处。其优点为暴露良好，易操作，手术时间短，不足之处为外观不够美观。

切开子宫下段

打开腹腔后，暴露出子宫下段及膀胱位置，避开膀胱，打开子宫，吸干净羊水。子宫切口也分横向切口和纵向切口。纵向切口可使胎儿更容易娩出，但不利于母亲再次怀孕时顺产，且会增加第二胎时子宫破裂的风险，所以通常会选择横切口。

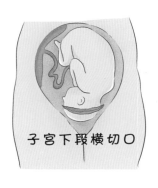
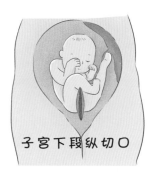

子宫下段横切口　　　　　　子宫下段纵切口

娩出胎儿及胎盘

吸干净子宫内羊水后，主刀医师伸手入子宫，托起胎头，然后助手医师按压子宫底部把胎儿向下推，宝宝就可以娩出子宫切口了，挤出宝宝的口鼻黏液及羊水，断脐后交给台下人员处理。接下来需要给子宫注射缩宫素预防出血，然后娩出胎盘、胎膜，检查其完整性。

缝合子宫、关腹

医师检查没有出血后，接下来是缝合子宫切口，目前一般采用双层连续缝合，检查子宫及双侧附件有无异常，然后清理干净腹腔，清点纱布及器械无误后，逐层关腹。

误区1：剖宫产用椎管内麻醉意识清醒的，会很痛，不如全身麻醉

解答：椎管内麻醉是剖宫产最常用的麻醉，手术过程中，准妈妈会保持清醒，但感觉不到痛，这种麻醉方式比较安全，而且妈妈可以第一时间听到宝宝的哭声，看到宝宝的性别。全身麻醉只在紧急情况下才会采用，风险相对较大，由于分娩过程中不会限制饮食，中转剖宫产选择全身麻醉有可能发生误吸，食物逆流进入肺部，引起缺氧。另外，全身麻醉药物可能会渗入胎盘，有可能引起宝宝呼吸抑制，导致新生儿窒息。

误区2：剖宫产下腹横切口美观，坚决不做下腹纵切口

解答：剖宫产下腹横切口与下腹纵切口各有优缺点，由于下腹横切口是顺着皮肤纹理的自然方向切开皮肤，日后疤痕不会很明显。但是对于试产失败后中转剖宫产，尤其是胎头深入骨盆后中转剖宫产，考虑到母婴的安全，医师往往会采用下腹纵切口，这种方式手术部位暴露的更好，易操作，更有利于娩出胎儿和手术止血。

产后护理并不能一概而论

顺产与剖宫产妈妈饮食有讲究

　　中国的饮食文化博大精深，合理饮食是促进人类健康的有效手段，产褥期产妇在特殊的生理阶段更需要平衡饮食，才能补充孕期与分娩期的消耗，满足乳汁分泌的需要。

　　生产其实是个生理过程，顺产妈妈产子之后，一般没有特别讲究，清淡食物配粗粮，水果蔬菜平衡吃，荤素搭配营养丰富，多吸收水分，适当地补充盐。

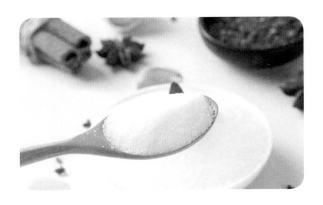

有些妈妈为了恢复体型，产后会马上节食，也有些妈妈的饮食行为因受到地方饮食习俗的影响，存在偏食、忌口的现象。其实，产后不宜节食和忌口，尤其是哺乳产妇更不能节食，必须均衡饮食，每天最少应摄入 2800 千卡热量才能满足需要。

产妇不能长期喝红糖水　通常喝红糖水最佳时间为产后 1~2 周，如果长期饮用红糖水会使得恶露量增多。

忌喝高脂肪浓汤　高脂肪饮食会引起乳汁中脂肪量增多，新生儿难以吸收。产妇在产褥期适宜食用一些低脂肪、高营养的流质食物，如鲫鱼汤、蔬菜汤、面汤等。

忌吃辛辣、生冷食物　产褥期饮食适宜清淡，特别是在产后一周内，应尽量不要食用大蒜，辣椒、胡椒、茴香、酒、韭菜等辛辣温燥食物。产后因产妇分娩消耗大量体力，分娩后体内激素水平大大下降，体质大多从内热转为虚寒。因此，中医主张产后温养。

此外，产后还应该避免摄入烟、酒和药品。

有时新生儿会有一些过敏情况发生，产后妈妈不妨多观察宝宝皮肤上是否出现红疹，并评估自己的饮食中是否有造成宝宝过敏的食物。

剖宫产妈妈术后饮食应遵循少量多餐、循序渐进原则。剖宫产术后 6~8 小时之内要禁食。术后 6~8 小时后如不腹胀可以少量多餐喝水，多咀嚼和吞咽有助于术后肛门排气排便，比如可以通过嚼口香糖、进萝卜汤等促使肛门排气。术后第一天，可进食米汤、鱼汤、肉汤等流质食物，分 6~8 次给予。术后第二天，妈妈可吃些稀饭、烂面、烂饭等稀、软、烂的半流质食物，分 4~5 次给予。第三天后，妈妈就可以食用普通饮食了，多补充优质蛋白质、各种维生素和微量元素。在进食过程中不吃产气多的食物，如牛奶、含糖分食物。

不同季节如何坐月子

产妇"坐月子"是中国人的传统，从北到南，从东到西，几乎所有的产妇都在或多或少地遵循着千百年来流传下来的这个习惯。传统观念"月子"中，产妇一般要1个月不出门，家中门窗紧闭，穿很多衣服，不刷牙，不梳头，不洗澡，只吃"月子饭"，不吃蔬菜和水果，甚至不吃盐，严重的出现过产妇"产褥中暑"而危及生命的情况。

那月子应该怎么坐呢？不同的季节可以有不同的调整，春秋气候较为舒适，需要注意的事项不多，而夏冬气候较为恶劣，我们着重介绍夏季和冬季坐月子。

环境与温度

夏季　暑夏坐月子要保持室内空气流通，居室温度恒定，

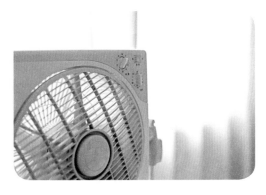

一般在 24~28℃比较适宜，如室内气温较高，可适当利用空调、电扇降低室内温度。注意太凉的环境对产妇来说同样不可取，要注意风不要直接对流，空调、电扇不要直接吹着产妇，使用空调的房间应间隔一定时间关机开窗，通风透气。产妇居室内相对湿度要保持在 50%左右，室内空气干燥时，勤洒净水或放置一盆清水。产妇在炎热、闷热的天气要尽量少出门，避开高温的时段和阳光，避免中午太阳直射。身体长期处在高温、高湿和通风不良的环境中，体内余热不能及时有效地散发出去，会严重影响机体的散热机制，导致产妇产褥中暑。那什么情况下才会发生产褥中暑呢？夏季外界气温在 35℃以上，湿度 >70% ；居室条件差，通风不良且无降温设备；产妇分娩过程中体力消耗大且失血多致产后体质虚弱；产后出汗过多，没有及时补充盐分等情形，都可能发生产褥中暑。另外，产褥感染，产妇发热更容易中暑。

冬季　冬季比夏季温度要低，对冬季分娩的产妇来说，没有那么闷热，产妇休养的环境要保证清洁安静，空气流通，阳光充足。房间封得过严，室内通风不好，没有阳光照射或阳光照射不足，容易滋生细菌，影响产妇和新生宝宝的健康。所以即使在冬天，产妇的房间也应该早晚各通风一次，但产妇不应坐在空气对流的地方，可以暂时去其他房间。

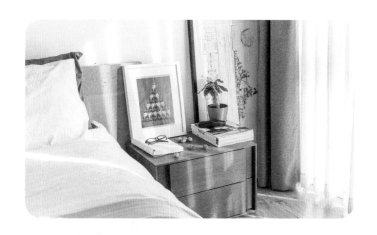

勤洗沐浴

夏季　　产妇由于体内新陈代谢的改变，皮肤汗腺分泌功能旺盛，在产褥期初期出汗会特别多，尤其是在炎热的夏季，出汗可能会更多。如果不做好全身清洁，容易出现产褥期感染，导致严重后果。产妇应选择纯棉、透气、宽大的衣服，但产妇不宜在生产后立即洗澡，尤其是会阴伤口大、撕裂严重或实施了剖宫产的产妇，可以先用温水擦身，并注意清洁外阴，等伤口愈合得差不多了再开始洗淋浴，至少保证每天一次淋浴。淋浴时不宜用冷水或过热的水，水温最好和体温差不多或者略高于体温。洗澡时室内温度最好设定在 26~28℃左右，洗澡时间不宜过长，以 10~20 分钟为宜。此外，产妇恶露较多，应保持外阴的清洁与干燥，每天可用温开水慢慢冲洗外阴，勤换卫生巾及内裤。正常恶露有血腥味但不臭，如有臭味应考虑是否有感染，要及时到医院就诊。

冬季　冬天分娩的产妇最好在分娩 1 周后开始淋浴，洗澡的次数不要太频繁，每次时间不要太久，5~10 分钟就可以了。水温控制在 38~40℃，室温保持在 26~28℃。洗完澡后要赶快擦干身体，穿好衣服。洗头后也应该快速把头发吹干，否则容易感冒。

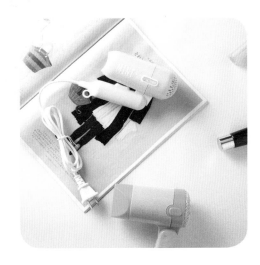

营养与饮食

夏季和冬季饮食上没有太大区别，所以就一起介绍了。

月子里饮食很重要，产妇的营养对保证体力的恢复、乳汁的分泌和婴儿的需要都是至关重要的。

饮食要循序渐进

乳汁中的蛋白、脂肪酸、维生素和各种无机盐类（如钙、铁、硒、锌等）主要靠母亲摄入来维持，但产妇营养过剩也可能造成产后肥胖。产后最初几天，由于分娩的劳累，消化能力减弱，应该吃容易消化、富有营养且不油腻的食物。对剖宫产的产妇来说，因其手术前后禁食时间较长以及麻醉药物的使用，都会抑制胃肠蠕动，产后需待胃肠功能恢复后方可正常进食。进食应本着循序渐进、从少到多、从稀到干、从软到硬的原则。初始可给产妇准备一些面条、米汤等，月子里产妇以清淡、高蛋白质饮食为宜，特别是在暑季，胃肠功能较弱，不宜多吃高热量的脂肪食物（如肥猪肉、肥肠、油炸食品等），这些食物会增加产妇胃肠道的负担，引起消化不良。产妇要吃些清淡又健胃的食物，如豆腐、薏仁粥、玉米粥、桂圆莲子红枣粥、瘦猪肉汤、水蒸蛋等。蔬菜与肉类要平均分配，均衡补充铁质、钙质、蛋白质等营养素和纤维，这样的饮食不仅可以帮助产妇恢复体力，还可以促进奶水分泌。

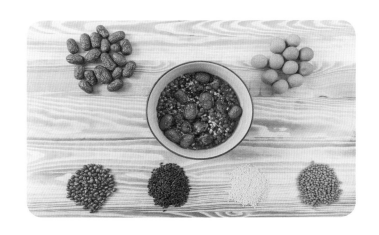

多吃蔬菜、水果，保证营养全面

多吃些新鲜蔬菜，如黄瓜、番茄、扁豆、冬瓜等，常吃些鸡肉丝、瘦猪肉丝、蛋花、紫菜、香菇等制成的汤。同时要经常变换菜肴花样，保证营养全面。产妇适量地吃一些水果对产后恢复以及泌乳都是有好处的，因为水果中含有大量的碳水化合物、维生素、微量元素等，能弥补鱼肉蛋类的不足。不吃水果会导致产妇饮食失调、胃肠功能紊乱、母婴维生素及某些微量元素缺乏等症状。但应注意，过多地摄入水果会导致糖分的吸收过多，热量过剩，引起体内代谢失衡、胃肠功能紊乱。选择水果要品质新鲜，品种多样，如苹果、橙子、香蕉、草莓等。不要给产妇吃刚从冰箱内取出的水果，不要吃储存过久的水果，水果要充分洗净，防止出现腹泻、呕吐等消化道症状。

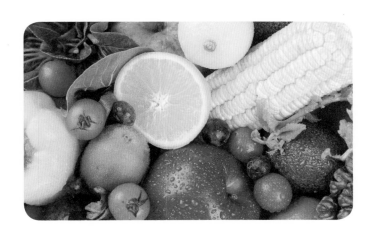

产后不宜摄入过多盐分

产后不宜摄入过多的盐分，原因是产妇产后还存在一定程度的水钠潴留，如果吃盐多，摄入了大量的钠离子，会加重肾脏负担，增加水肿。所以，产妇应该吃一些味道比较清淡的饭菜，钾盐比钠盐更适合产妇。虽然说低盐饮食适合产妇，但也不必在产妇的饮食中一点盐也不加,那样会丧失食物的口感,降低产妇的食欲。

少食多餐,多喝水

月子期间应少食多餐,多喝水。

高龄妈妈及患原发疾病妈妈产后怎么做

高龄产妇是产后静脉血栓栓塞发生的高危人群，产后需要注意预防静脉血栓形成，应早期下床活动，并根据医师评估的静脉血栓形成风险分级，采取相应的预防措施。

孕妇原发疾病主要有妊娠期高血压疾病、妊娠合并严重心脏病、妊娠合并哮喘、妊娠期贫血、原发性妊娠期血小板减少症、自身免疫性疾病、妊娠期糖尿病、妊娠合并甲状腺功能亢进、妊娠合并肝病、妊娠合并癫痫等。

妊娠期高血压

妊娠期高血压疾病患者，如果产后高血压持续超过 6 周，则说明患者有慢性高血压，需要心血管内科医师治疗。妊娠合并慢性高血压患者，产后应严格监护至少 48 小时，防止出现高血压脑病、肺水肿、肾衰竭等并发症，通常需要继续口服抗高血压药物，药物选择钙离子拮抗剂或者拉贝洛尔，有资料提示这类药物对母乳喂养的婴儿没有短期的影响。病情稳定后，仍然需要监测血压，至少每周测 1~2 次，需要定期找心血管内科医师复查。

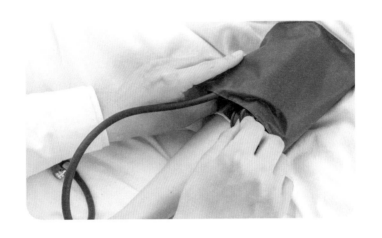

妊娠并发严重心脏病

妊娠并发严重心脏病患者较罕见，会对母婴产生许多不利的影响，在分娩后的 24~72 小时中，会导致体液的改变，这种改变可能会引起有心脏病的产妇心力衰竭，需要仔细注意产妇尿量，有没有胸闷、呼吸困难症状，产后需要采取有效的避孕方法，应尽快找心脏病医师做进一步治疗。

妊娠合并哮喘

妊娠合并哮喘的患者分娩后应当继续药物治疗，任何形式的哮喘治疗，都不是哺乳禁忌，对于接受母乳喂养的人，将减少遗传性过敏症。妊娠合并肺结核患者，痰液检查阳性者，应与新生儿隔离，直至不再具有传染性，使用异烟肼、乙胺丁醇或利福平治疗的产妇可以哺乳，另外，应给予新生儿异烟肼预防传染。

妊娠期贫血

最常见的妊娠期贫血为缺铁性，其次为叶酸缺乏。对于缺铁性贫血的孕妇，产后需要继续服用铁剂3个月；叶酸缺乏性贫血的孕妇，在产后6周叶酸代谢指数恢复至非妊娠状态，但哺乳期每日因哺乳丢失叶酸约25μg，故产后需要继续服用叶酸；地中海贫血孕妇，在产后无特殊建议，定期到血液内科就诊。

原发性妊娠期血小板减少症

原发性妊娠期血小板减少症主要有妊娠期血小板减少和自身免疫性血小板减少 2 种，在产后也要检查血小板计数，产后血小板计数迅速恢复者为妊娠期血小板减少，持续减少为自身免疫性血小板减少，需要定期到血液内科就诊。

自身免疫性疾病

自身免疫性疾病主要有系统性红斑狼疮、抗磷脂综合征。系统性红斑狼疮孕妇，产后应立即重新开始维持治疗，应密切监测有无病情恶化的迹象，应在内科门诊调整药物剂量；抗磷脂综合征患者，产后继续抗凝治疗至少 6 周。

妊娠期糖尿病

对于一部分糖尿病合并妊娠的妇女，产后 2~3 个月进行糖耐量试验，健康的生活方式可能会减少患糖尿病概率。对于糖尿病合并妊娠患者，在产后应继续血糖监测，胰岛素用量减少到妊娠前剂量，哺乳可以增加胰岛素的敏感性，应尽量母乳喂养；对于 2 型糖尿病患者，口服降糖药要谨慎，应避免引起婴儿低血糖。

妊娠合并甲状腺功能亢进

妊娠合并甲状腺功能亢进患者，产后抗体水平升高，病情可加重，对于已经停药的产妇，产后应再次用药 2~3 个月，如果孕期使用抗甲状腺药物剂量大，应观察新生儿有无甲低表现，如果母乳喂养，应检查新生儿甲状腺功能。妊娠合并甲状腺功能低下的孕妇，产后应到内分泌科就诊，观察有无产后甲状腺炎，筛查产后抑郁症。

妊娠合并肝病

妊娠合并肝病孕妇，产后应检查肝功能是否恢复，根据病因长期治疗；妊娠合并消化道溃疡孕妇，在产后消化不良的症状可能会得到改善，必要时可进行胃镜检查。

妊娠合并癫痫

妊娠合并癫痫孕妇，产后抗癫痫药物血药浓度会增加，应减少用药剂量，以免中毒，所有的抗癫痫药物都可以进入乳汁，但大多数药物没有哺乳禁忌，需要母乳喂养者，应咨询专业医师。

产后检查不可少，谨防落下后遗症

现在很多女性对孕前检查十分重视，而对产后检查却往往容易忽视，很多妈妈认为孩子顺利生下来就没事了，其实这种观点是不正确的。产后检查能及时发现产妇的多种疾病，还能避免产妇患病影响婴儿健康。所以，新妈妈们可别忘记了医师的叮嘱，应该去医院做一次细致的产后检查，以便了解自己身体的恢复情况。专家建议，产后检查最好是在产后 42~56 天之间完成。

产后需要进行哪些检查？新妈妈应该做好哪些准备？来看看我们帮你整理的备忘录。

为什么要产后检查

产后检查可以帮助新妈妈及时了解身体恢复情况，判断子宫是否复旧或感染、伤口愈合以及哺乳情况，还可以发现有无贫血、高血压、糖尿病等疾病。医师也会帮助新妈妈进行产后和育儿方面的指导和帮助。

需要检查哪些项目

体重　生完宝宝后，月子期间的丰富饮食和运动不足，容易造成新妈妈的体重不减反增。体重过快增长或降低，都暗示了营养不均衡或代谢系统出现问题，需要适当调整饮食，增加运动量。月子期间，新妈妈的体重应在保持稳定的基础上逐渐递减。新妈妈可以在家中备个体重秤，每天测量体重并且记录下来，以便于自我监测，还能在体检时给医师提供数据参考。

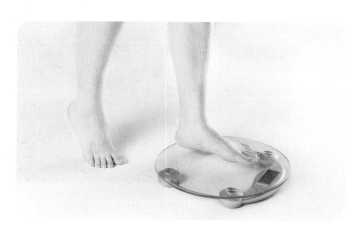

血压　怀孕后，很多孕妇的血压发生变化，甚至出现妊娠高血压。分娩后，新妈妈的血压一般会恢复到孕前水平，血压过高或过低都会对身体产生严重影响。产后进行血压检查，可以帮助新妈妈监测血压数值。在血压明显增高或降低时可以及时采取治疗措施，防止危险的发生。

血、尿常规和血糖等检查　分娩后，新妈妈的身体、生理及免疫系统处于恢复期，很容易遭受外界病菌的入侵，导致感染各种疾病。产后及时进行血、尿常规检查，可以帮助新妈妈发现产后贫血、心脑血管疾病、糖尿病、泌尿系统疾病以及感染等症状，以便及时治疗，避免因哺乳给宝宝的健康带来隐患。

乳房检查　产后进行乳房检查，可以帮助新妈妈及时发现并避免乳腺炎等各种乳房疾病，也为宝宝的健康成长提供保障。医师会通过触诊对乳房进行检查，主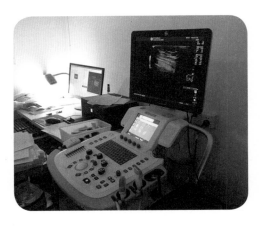

要检查乳头乳晕、乳房肿块以及乳头溢液等情况，必要时还会进行乳房彩超检查，检查是否有乳房组织疾病。

伤口检查　生完宝宝后，顺产时的会阴伤口和剖宫产的刀口需一段时间才能恢复。产后进行伤口检查，可以了解伤口的恢复情况，有无红、肿、感染及炎症的发生。一般情况下，顺产的会阴伤口在 3~4 周可完全愈合，剖宫产由于手术伤口范围较大，表皮伤口需 1 周时间才能愈合，完全恢复需要 4~6 周。

妇科检查　产后妇科检查也是非常重要的一项。因为产后身体虚弱，免疫功能下降，很容易产生各种妇科疾病。产后及时进行妇科检查，通过检查子宫、阴道和盆腔等器官，可以了解子宫是否恢复正常、子宫有无糜烂、阴道分泌物的量和颜色是否正常、产后恶露是否干净等，还可以尽早发现妇科炎症。提示新妈妈们及时治疗，避免因延误而加重病情。

扬长避短，传统方法坐月子好不好

现在我们年轻人坐月子跟老一辈坐月子观点不太一样。老一辈认为坐月子应该捂得严严实实的，整天躺在床上不能下床，为了给孩子增加母乳就拼命地吃，半夜更是加好几餐。其实，科学坐月子正好与此相反。那么怎么扬长避短、轻松科学地坐月子呢？

关于运动与休息

休息是坐月子最重要的大事。产后一定要静养，不宜过度疲劳，但这并不是说让我们整个月子都在床上躺着，在宝宝出生后的第二天，产妇就应下地走动，这样你的身体才能快点恢复。产妇应做一些简单的康复体操、缩肛运动、腹部呼吸等，既可以帮助恶露的排出，又可以防治腰酸背疼，有利于我们腹部的恢复，防止腹部肌肉松弛。

关于环境与保暖

关于环境，产妇和宝宝的居室要安静、整洁、光线充足、温度与湿度适中，有较好的通风。室内温度保持 25~26℃，湿度为 50%~60%，穿着长袖、长裤、袜子，避免着凉、感冒，防止关节受到风、寒、湿的入侵。老一辈认为坐月子应该捂得严严实实，但其实没必要非得把自己捂得像粽子一样，冬天这样做还行，夏天岂不是把自己捂出来一身痱子了，千万不要出现捂热综合征。只要穿着舒适就行，别受风受凉就可以了。定期开窗通风，风不对着妈妈吹即可。

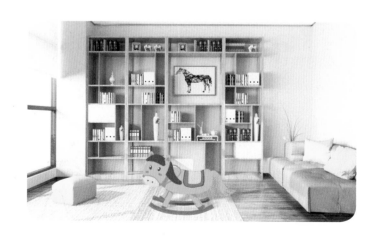

关于饮食

产妇生产后合理的饮食十分重要，此时产妇的身体十分虚弱，在恢复身体的同时还要兼顾哺育小宝宝，推荐少食多餐，多喝汤水之类的。虽然母乳九成以上都是水，但其实身体需要补充足够的营养，而此时产妇的肠胃功能尚未完全恢复，所以应保持饮食清淡、营养均衡，要充分补充蛋白质，产后正常饮食即可。没有必要刻意不放盐，以防患上低钠症。产后不能大量吃鸡蛋，虽然鸡蛋含有大量的营养成分，但是吃得多，就会加重肾脏负担。红糖一般饮用不能超过 10 天，时间过长会增加血性恶露。

关于刷牙

老一辈的思想都认为产妇不能梳头、刷牙。其实产妇生产后就可以和往常一样，正常地梳头、刷牙、漱口。因为梳头会使产妇头部血液流通更通畅，有助于醒脑提神。女人在怀孕后，由于内分泌的变化，维生素 C 的摄入不足，以及牙齿矿物质的补充不足，会有牙龈充血、水肿，牙齿的坚固性变差等情况，加之产后每日进食数餐，进食红糖等糖类，再不刷牙，不及时清除污垢，会增加龋齿、牙周炎等口腔疾病。所以，坐月子期间一定要早晚刷牙，但切记要用温水刷牙，并最好在刷牙前先将牙刷用温水泡软，以防牙刷对牙齿及齿龈刺激过大。

关于洗头和洗澡

古代由于环境简陋，生活条件差，又没有电器设备，因此规定较严，有一个月不能洗头、洗澡的限制。"月子"里产妇的新陈代谢旺盛，汗多恶露多，头发、身体不经常清洗，容易遭受细菌感染而发炎。所以，此期间要勤洗头、洗澡，以保持清洁。但建议用 40℃ 左右的水洗头，洗完头后用干毛巾及时擦干头发，也可以用电吹风，只要不对着头吹即可。不要洗盆浴，以免脏水灌入生殖道而引起感染。如果妈妈们怕自己受凉，不敢洗澡，那么可以用毛巾擦拭身体，因为小宝宝也需要吃到干净卫生的"饭"，而且身体干干净净的也能使妈妈们在坐月子期间保持一个良好的心情，心情好了，奶水自然就多了。

保持良好的情绪

经过十月怀胎的女性，由于生理上的变化，心理也比较脆弱，加之生产后要哺育婴儿，压力必定很大，此时最有可能患产后抑郁症。良好的情绪十分重要，产妇应尽可能地想一些愉快的事，营造愉快的氛围。

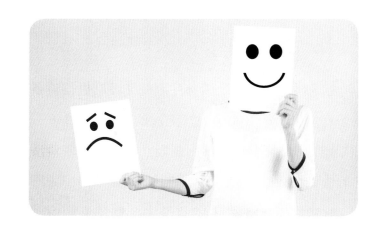

一个由上至下的恢复计划

产后脱发

　　产后脱发是指妇女在生产之后头发异常脱落。产后头发比较油，也容易掉发，只要合理清洗，不要用太刺激的洗发水即可。产后大量脱发是常见的，不必担心。

　　事实上，有的妇女在生产 4 个月后会有掉发的现象，这是

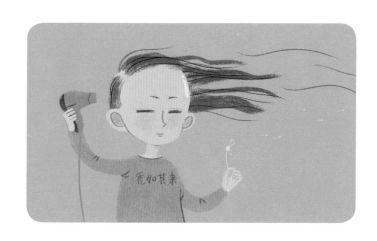

体内激素重新调整所引起的。妊娠期延长了毛囊的休眠期，而产后就加速进入脱发期，这时如果精神压力大或是宝宝晚上哭闹不睡，这个问题就更为严重。产后如发现脱发该怎么办呢？

　　放松心情后脱发的现象就会慢慢停止，而且头发也容易再长出，这是很重要的保养方法之一。每天梳理头发或者按摩头发也可以让脱发得到改善。此外，可以服用一些补血的药物，例如调整激素的何首乌、骨碎补、覆盆子、地黄等对头发的再生和防脱会有很好的改善作用。

为什么会脱发

　　激素水平　　怀孕期间体内激素水平不稳，体内激素水平的高低直接影响头发的更换速度，雌激素增多，脱发的速度减慢。雌激素减少，脱发速度加快。产后处于恢复阶段，雌激素分泌明显减少，引起脱发。

　　精神因素　　精神因素与头发的关系很密切。分娩前后有着各种原因，情绪不稳定或精神压力过大，都将导致机体代谢紊乱，再加上营养不足等种种原因致使毛发脱落。

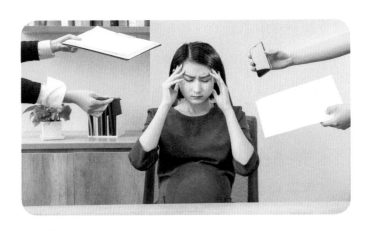

饮食不平衡　怀孕期间，由于妊娠反应，发生呕吐、厌食等影响进食，哺乳期控制饮食等，导致蛋白质、维生素、无机盐和微量元素缺乏，从而影响头发的正常生长与代谢而致脱发。

如何确定脱发

医师肉眼检查

一般情况下，具有丰富经验的专业医师通过肉眼检查，再通过询问遗传、饮食、化学品接触等问题，就知道是不是溢脂性脱发或男性型脱发，所以不用做什么检查，有经验的医师看看就明白。

头发的牵拉检查

头发牵拉实验阳性是指在头皮的任何部位可不费力地拔落2~8根头发而无疼痛感。休止期脱发、生长期脱发松动综合征、斑秃等毛发病中，本实验呈阳性反应。

内分泌检查

性激素水平的检查对产后脱发、更年期脱发和口服避孕药引起的脱发，有一定的临床意义；血清 TSH 的检查对诊断甲状腺功能减退症最有价值。

营养代谢检查

营养代谢性疾病如铁缺乏症，早期常需实验室检查证实，血清铁蛋白小于 $12\mu g/L$ 为贮铁缺乏，同时运铁蛋白饱和度小于 0.15，全血 FEP 大于 $1.78\mu mol/L$（100ug/dL）或 FEP/Hb 大于 $4.5\mu g/gHb$ 的其中两项，可确诊为缺铁性红细胞生成性脱发。恶性营养不良早期，由于蛋白质长期摄入不足，体内形成负氮平衡，血及尿中尿素氮首先下降，尿肌酸、肌酐下降也是较敏感的指标，血浆总蛋白低下是营养不良性脱发的确诊条件。

持续时间

相信大多数新妈妈都有产后脱发这一经历，在产后的几个月里头发开始出现大量掉发现象，这在医学上被称之为"休止期脱发"。休止期脱发，常因身体或精神上遭受重大刺激（如女性生产），身体上做出一系列的反应，尤其是对头发造成的影响。正常情况下，女性每天掉发 100 根左右，而在生产后的 1~5 个月后，头发的生长状况发生变化，开始大量掉落，并且这种情况会继续持续 15 个月后方停止。

主要护理

产后脱发患者的增加引起众多产妇的忧虑，怕自己生产后一头秀发会变成秃顶，其实产妇们大可不必担心，只要大家掌握了预防产后脱发的方法，就可避免产后脱发的发生。

产后脱发，保持心情愉悦

在孕期和哺乳期一定要保持心情舒畅，避免精神紧张，因为紧张的情绪只能加重脱发的程度。要认识到产后脱发是一个暂时的过程。不要过度害怕、焦虑、抑郁，甚至精神崩溃，以免形成恶性循环，导致精神性脱发。

产后脱发，注意饮食

应加强营养，不能挑食、偏食和忌口。多食新鲜蔬菜、水果、动物性蛋白质、海产品、豆类、蛋类等，以满足头发及身体对营养的需要。

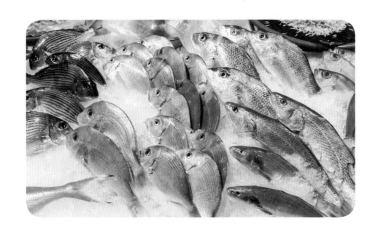

产后脱发，注意护理头发

选用性质温和，适合自己的洗发用品，定期清洗头发。洗发时应在淋浴下顺着头发的生长方向轻轻梳洗，不要全部拢到前面或由枕后向前额用力搓洗。经常用梳子梳头，或者用手指有节奏地按摩、刺激头皮，可以促进头皮的血液循环，有利于头发的新陈代谢，加速新发的生长。

产后脱发大多属生理现象，如不严重的话，无须特殊治疗，通常在半年至 9 个月时间内会自行停止并逐渐恢复；如脱发严重的话，可在医师指导下服用谷维素、B 族维生素等药物治疗。

预防措施

合理膳食　忌食辛辣刺激性食物，保持均衡营养，多食高蛋白质、低脂肪、高维生素和富含铁质的食物，但也要注意不要"进补太过"。

保持心情舒畅　保持乐观情绪，摒除焦虑、恐惧等负面情绪，正确认识产后脱发，以积极正确的态度面对。

养成良好作息　做到劳逸结合，保证足够休息，不要太过劳累，良好的休息一方面有益健康，一方面可以为头发提供良好的生长环境。

适度清洗头发　定期清洗头发，正确选择适合自己的洗发用品。

适当按摩头皮　如在洗头时用指腹轻轻按摩头皮，促进头发的生长和脑部的血液循环，或每天用梳子梳头也是一种不错的按摩方式。

按摩乳房与收缩腹部打造好体型

随着"辣妈"一词的流行，越来越多的女性更加关注产后身材的恢复，它已经不是明星的专属，而成了大多数妈妈们追求的目标。产后如何恢复好身材？乳房和腹部是关注的重点，这里就和大家聊聊按摩乳房与收缩腹部打造好体型。

对于产妇而言，乳房和腹部是变化最大的，怀孕后乳房、乳晕会变大，乳晕颜色会加深，哺乳期可能会出现乳房一大一小，乳房下垂、缩水情况等；腹部赘肉形似游泳圈，皮肤松弛无弹性。

乳房按摩是简单可行的胸部保健方法，不仅可以让胸部更美观，而且可以预防一些乳房疾病的发生。

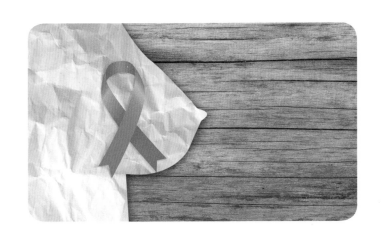

按摩乳房的好处

使乳房光滑细嫩 按摩的时候涂一些橄榄油、润肤乳，能够增加按摩的效果，而且使乳房皮肤更有弹性。

免疫力可增强 每天用手掌按摩胸腺 200 次，胸腺距颈下锁骨间凹陷处下方约四指宽距离，握空心拳在胸腺两侧来回摩擦身体可增强免疫力。

保持乳房年轻态 乳房也需要经常按摩才能保持年轻的状态，否则也会无弹性。

保持乳房坚挺不下垂 很多女性在生完孩子后选择母乳喂养，造成乳房严重下垂，这时候要多按摩，双手沿着乳房下侧，开始向上聚拢乳房，每天坚持 20~30 次，能够起到挺胸的效果。

可尽早发现乳房肿块　很多女性认为乳房只有在疼和痒的情况下才会出现问题，殊不知不疼不痒的肿块是乳腺癌的症状之一，所以千万不要掉以轻心。不定期的多触摸整个乳房，如果发现有肿块，要及时就医。

舒缓乳房紧绷感　女性乳房发育成熟之后，都要穿戴内衣，往往一天下来，乳房会很紧绷，晚上回到家，脱掉内衣，适当地给乳房进行按摩，会缓解紧绷感。在哺乳期以正确的方法对乳房进行按摩，有利于哺乳期乳汁的分泌，同时还能预防乳腺炎的发生。

正确的按摩手法让乳房更健康漂亮

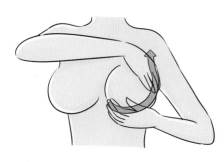

①一只手从乳房下面托住并顺势向腋窝方向轻轻地揉乳房，另一只手轻轻地挤压住。

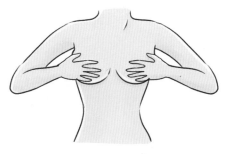

②用食指和中指贴紧胸部夹起乳头，并顺势轻轻向外拉，注意不要拉到感觉痛。

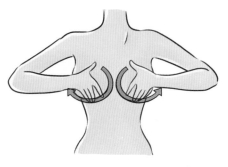

③用食指和中指贴紧胸部夹起乳头，轻轻积压手指稍稍并紧，成圆弧形旋转。

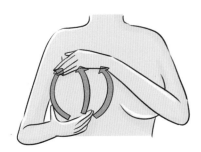

④一手按住腋下部位，另一手手掌托住一边乳房并轻轻向上推。

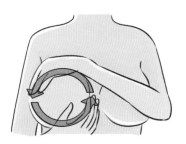

⑤两手贴紧乳房四周由内而外打圈按摩。

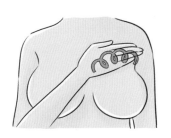

⑥一只手放在胸骨位置，向腋窝方向划螺旋状按摩。

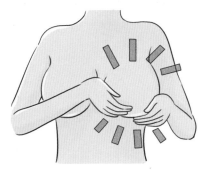

⑦一只手托住乳房，另一手从下而上轻轻拍打乳房，注意不要打疼了。

收缩腹部的有效方法

在妊娠的过程中，肚子会被撑起，随着胎儿越长越大，膨胀的程度也会加剧。生完孩子之后，就会出现肚子上的肉比较松弛，完全没有弹性，身材看起来臃肿、肥胖。产后恢复好身材，收缩腹部是关键。

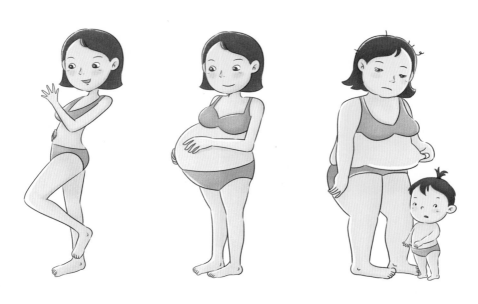

产后 6~8 周是收缩腹部的好时机，束腰带对产后收腹有一定的作用，但是，使用束腰带也有很多弊端，因此，产后的女性不建议使用。

要尽早恢复身材最好的方法还是加强产后锻炼，合理搭配饮食，减少高油脂食物的摄入。

运动锻炼

双手贴紧在腹直肌两侧，以 45 度角向肚脐中间挤压，最好是配合呼吸来做，吸气时，手稍微松一点点，呼气时，进行挤压。每天坚持在腹直肌分离区域向中间挤压 300 次。

仰卧起坐这项运动可以锻炼腹部的肌肉和弹性，让松垮的肚皮更加紧实。身体平躺，膝盖自然弯曲分开，保持与肩膀同等宽度，双手放于脑后，然后抱紧头部开始慢慢抬起，保持这个动作几秒，再躺下，如此重复做几次，每天坚持做几遍。一段时间后，腹部会明显收紧。

合理饮食

每天两杯脱脂牛奶，吃鸡蛋、牛肉补充充足的蛋白质，适当食用粗粮，多吃新鲜水果和蔬菜。多喝清汤，浓汤不宜喝的太频繁。

去除妊娠纹与缓解腰腿痛小诀窍

妊娠纹又叫膨胀纹、萎缩纹，大约 80% 的孕妇会出现这个状况，它的生长主要有两大罪魁祸首：一是孕期肾上腺分泌的皮质醇增加，它不仅会抑制皮肤真皮层中弹力纤维的生长，还会促使弹力纤维分解，引起皮肤的弹性下降；二是不断增大的子宫使得腹壁皮肤受到的牵拉力也不断加大，腹壁弹力纤维断裂，然后就出现了紫色或淡红色、不规则、略凹陷的条纹，即妊娠纹。如何预防和去除妊娠纹是许多孕妈妈都极度关心的话题。

预防妊娠纹的方法

孕期均衡饮食　适量增加进食富含胶原蛋白的食物，每个月体重增长最好控制在 2kg 左右，整个孕期体重增长也最好控制在 11~14kg。

维 A 酸　临床试验证实有效，还能够预防青少年快速生长造成的紫纹（和妊娠纹发生原因类似），但是由于其致畸作用，不推荐在怀孕期间使用。

积雪苷霜、硅酮制剂和弹力蛋白原制剂　这三种看起来名不见经传，但临床试验证实有效，比起橄榄油等更有效果，而且更便宜，还能治疗孕期的皮肤瘙痒。橄榄油、棕榈油和可可脂这些声称可以预防妊娠纹的产品，其实都被证实毫无作用。

如何改善妊娠纹

妊娠纹在一定程度上能够改善，但是却不太容易消退，目前已知改善妊娠纹的方法有以下两种。

外用药改善方法　维 A 酸，能够使妊娠纹缩小，但是使用的前两个月会出现蜕皮和红斑。另外，含有积雪苷、玫瑰果油、强脯氨酸、维生素 E 等成分的外用霜剂也有一些效果，但是都不明显。

物理治疗方法　常见方法有光子色素、射频治疗、超声聚焦、点阵激光、微晶磨削,包括局部注射富血小板血浆(PRP),这些正规的医疗美容治疗手段,对已生成的妊娠纹确实有改善效果。

缓解腰腿痛小诀窍

产后腰腿痛,很多产妇喜欢称之为月子病,其发生的原因主要包括以下几点:

孕期随着腹部增大,骶棘韧带松弛,压迫盆腔神经和血管

产后身体不能很快恢复至孕前状态,骨盆韧带仍松弛,腹部肌肉无力,子宫未完全复旧

产妇的第二产程期间用力方法不对,用力过猛等

产妇产后过度劳累,保持固定姿势时间长

产后喂养姿势不当,腰部肌肉总处于不放松状态

孕期及产后未补充钙剂,引起机体缺钙

其他腰部旧疾,包括腰椎间盘突出,腰骶部肿瘤等

产后缓解腰腿痛方法：

产后适当活动，避免经常弯腰、久站、久坐、久卧

避免长途奔波及重体力活动

产后适当补钙

产后腰腿痛症状无法自行缓解者，可求助中医，口服调理中药、艾灸、针刺等治疗

对于腰椎间盘突出及腰骶部肿瘤的患者则建议骨科就诊，及时医治

产后盆底恢复与缩肛、缩阴运动的练习

生完宝宝后，很多女性身材变得臃肿肥胖，很多妈妈只想着如何锻炼减少脂肪，其实身体变化的不仅是体重，骨盆及盆底的变化也是需要妈妈们关注并改变的。

我们先了解下骨盆和盆底的结构吧。

骨盆由骶骨、尾骨和左右两块髋骨及其韧带联结而成。

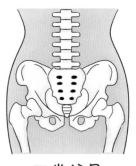

正常盆骨

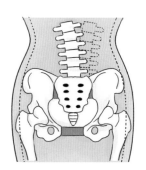

产后盆骨

据统计，我国已婚育的女性，有 45% 以上存在不同程度的骨盆结构改变和盆底功能障碍。

一旦盆底肌出现功能障碍，就可能出现大小便失禁、盆底脏器脱垂等症状，且往往会造成性功能障碍，影响家庭和睦。

盆底肌位于这里

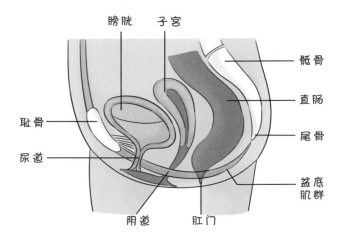

骑自行车时与车座接触的部位就是盆底肌，它像吊床一样支撑着子宫、膀胱、肠道等骨盆内的器官。这里衰弱后施加腹压时尿道口就会张开，发生漏尿。

难道生了宝宝的生活质量就要如此下降吗？当然不是了，产后妇女的身体正处于暂时性的组织衰弱状态，属于恢复的最佳时期，这时通过科学的康复方法可使各方面的机能迅速恢复至产前状态，盆底肌肉的恢复也不例外，也就是说，只要你在产后及时进行盆底康复锻炼，上面的症状都是可以治疗和预防的。

那么，科学的盆底康复的时机是什么时候呢？产后 42 天到

6个月是盆底功能恢复的黄金时期，也就是说在这一时期内进行盆底康复锻炼效果最佳。而且千万要记得，如果在这之前急于进行跑步、跳绳等剧烈运动可能会导致处于恢复期的盆底肌进一步受损，这也是前面提到的产后何时开始进行体育锻炼的科学依据。

有的产妇说："我是剖宫产的，没有经过阴道分娩就不需要做盆底康复了！"还有的说："我还要生育二胎呢，到时一起康复吧！"这些观点都是大错特错的。不是只有阴道分娩才对盆底肌肉造成损伤，妊娠期间增大的子宫和胎儿已经对盆底造成慢性损伤，如果产后不进行盆底康复，损伤的盆底肌很难恢复到产前的状态，如果再孕育和分娩二胎只会使盆底肌肉的损伤进一步加重，增加盆底疾病的发生。所以，无论你是正常分娩还是剖宫产，无论你是否准备孕育二胎，为了你的幸福生活，都要及时进行产后盆底康复锻炼。

如何进行产后盆底、骨盆恢复与缩肛、缩阴运动的练习

Kegel 运动　　Kegel 运动就是骨盆底肌肉运动，是有意识地对以肛提肌为主的盆底肌肉进行自主性收缩，以加强控尿能力及强化盆底肌肉群力量。Kegel 运动即缩肛运动，仰卧位，

两膝分开，再用力向内合拢，同时收缩肛门，然后双膝分开，同时放松肛门。一般 3~5 次 / 天，每次 10~20 分钟。

产后保健操　健康的产妇在产后 6~8 小时即可坐起用餐，24 小时便可下床活动。发生感染或难产的产妇可推迟 2~3 天以后再下床活动。下床后开始做产后保健操。

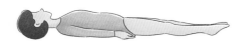

①② 深呼吸运动、缩肛

第 1 节：仰卧，吸气，收腹部，然后呼气。

第 2 节：仰卧，两臂直放于身旁，进行缩肛与放松动作。

③ 伸腿动作

第 3 节：仰卧，两臂直放于身旁，双腿轮流上举和并举，与身体成直角。

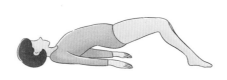

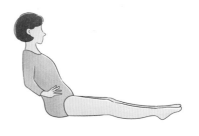

④ 腹背运动

第 4 节：仰卧，髋与腿放松，分开稍屈，脚底放在床上，尽力抬高臀部及背部。

⑤ 仰卧起坐

第 5 节：仰卧起坐。

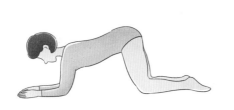

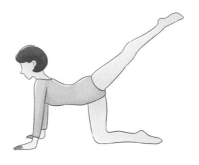

⑥ 腰部运动   ⑦ 全身运动

第6节：跪姿，双膝分开，
肩肘垂直，双手平放床上，
腰部进行左右旋转动作。

第7节：全身运动，跪姿，
双臂支撑在床上，左右腿
交替向背后举。

①②③④节保健操在下床后由弱到强的进行。

⑤⑥⑦节保健操在产后 14 天开始循序渐进地进行。

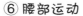会阴收缩运动   自产后第 8 天开始。仰卧，吸气，紧缩
阴道周围及肛门口肌肉，屏住气，坚持 1~3 秒后再慢慢放松吐
气，重复 5 次。平躺在床上，双腿弯曲，悬空，分开，双手抱
住膝盖，向身体靠拢，同时收缩肛门，然后将双腿分开放到床
上，并放松肛门，重复 5 次。

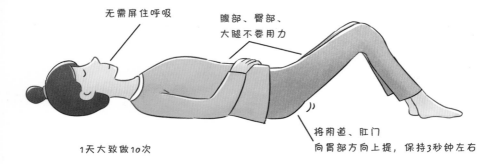

无需屏住呼吸

腹部、臀部、
大腿不要用力

1天大致做10次

将阴道、肛门
向胃部方向上提，保持3秒钟左右

盆底肌锻炼的方法

漂亮的准妈妈和新妈妈们，请千万记得产后盆底康复是产妇的必修课，锻炼身体不能操之过急，一定要在进行了盆底康复锻炼待盆底肌恢复后再进行剧烈的有氧运动哟！

产后恶露不尽及痔疮难题

恶露不尽

产后恶露是指产后随子宫蜕膜脱落，含有血液、坏死蜕膜等组织经阴道排出，称为恶露（lochia），这是产妇在产褥期的临床表现，属于生理性变化。恶露有血腥味，但无臭味，其颜色及内容物随时间而变化，一般持续4~6周，总量为500ml。如超出上述时间仍有较多恶露排出，称之为产后恶露不尽。

原因

本病属晚期产后出血范畴。其病因有：

子宫复原不全，巨大儿、羊水过多、双胎使子宫肌肉收缩力弱而影响子宫复旧；产后没有坚持母乳喂养影响子宫复旧；子宫黏膜下或肌壁间肿瘤，子宫肌腺瘤，子宫过度后倾、后屈影响子宫收缩和复原

胎盘、胎膜残留

感染，如子宫内膜炎、子宫肌炎或盆腔感染

产妇其他全身因素，如患有慢性疾病、失血过多、过度疲倦、体质未能恢复

产后子宫滋养细胞肿瘤也可引起子宫出血

表现

组织物残留　可因妊娠月份较大，或子宫畸形、子宫肌瘤等原因；也可因手术操作者技术不熟练，致使妊娠组织物未完全清除，导致部分组织物残留于宫腔内。此时除了恶露不净，还有出血量时多时少，内夹血块，并伴有阵阵腹痛。

宫腔感染　可因产后或人流后盆浴，或卫生巾不洁，或产后及人流后不久即行房事，也可因手术操作者消毒不严密等原因致使宫腔感染。此时恶露有臭味，腹部有压痛，并伴有发热，查血常规可见白细胞总数升高。

宫缩乏力　可因产后未能很好休息，或平常身体虚弱多病，致使宫缩乏力，恶露不绝。

由于症状表现不一，治疗也不尽相同，及时去医院请医师查找恶露不尽的病因，并针对病因进行治疗。

治疗

针对病因进行相应的治疗，首先进行超声和血 HCG 检查，除外组织物残留以及滋养细胞疾病。

组织物残留　B超检查提示宫内光团的话，则必须进行清宫术，顺产的产妇可以直接进行清宫术，如果是剖宫产的产妇建议在B超定位下再进行清宫术比较安全，术后要给予预防感染和促进子宫收缩的治疗。

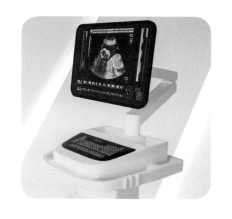

产后子宫复旧不良　B超常会提示子宫大，宫腔内有积液，积血可能性大，由于产后子宫收缩欠佳，子宫内有残留的积液、积血，导致阴道有不规则的少许出血，如果是这种情况的话，则必须先予肌注缩宫素或者静滴缩宫素，然后再加用中

药促进子宫收缩治疗，必要时还要口服抗生素预防感染，坚持母乳喂养有利于产后子宫收缩和复旧。

产褥感染　导致子宫内膜炎症出现产后恶露不净，如果是这种情况化验血常规会提示白细胞升高，中性比例升高，B超检查常提示未见明显异常，需要给予输液抗感染治疗者，如果有进行母乳喂养的话，需选择适当的抗生素。

预防

分娩前积极治疗各种妊娠相关疾病，如妊娠期高血压疾病、贫血、阴道炎等。

对胎膜早破、产程长者，给予抗生素预防感染。

分娩后医师应仔细检查胎盘、胎膜是否完全，如有残留者及时处理。

分娩后每日观察恶露的颜色、量和气味，正常的恶露，应无臭味但带有血腥味；如果发现有臭味，则可能为异常情况，应及时到医院就诊。

定期测量子宫收缩度，如果发现子宫收缩差，应该到医院就诊，遵从医师意见进行相应治疗。

保持阴道清洁。因有恶露排出，妇女应勤换卫生巾，保持清爽，建议暂时不要行房，减少感染的发生。

若怀疑有胎盘残留，应及时去医院就诊，在医师指导下治疗。

痔疮处理

产后痔疮形成原因

由于子宫增大，盆腔内压力增加是无法改变的，但可防止痔疮的加重，如避免便秘、避免久立久坐、调整饮食等。产后，随着胎儿的娩出，胃、小肠、大肠均恢复到正常位置，由于压迫因素的去除，肠蠕动变慢，加之分娩后盆腔肌肉及肛门周围肌肉过分紧绷，会阴伤口疼痛及痔疮痛，产妇不敢用力大便，产后多卧位，活动少，腹壁松弛，又多进食少渣食物，易发生便秘，使痔疮加重。产后痔疮是产科急症之一。这是因为妊娠后随着子宫的增大腹压增加，特别是妊娠后期，下腔静脉充血扩张，尤其是分娩时宫缩逐渐加强，产妇屏气用力极易发生痔嵌顿。痔嵌顿后，内痔脱出肛门外，括约肌痉挛不能自行复位而充血水肿，脱出的内核也刺激肛门周围的末梢神经，使之肿胀疼痛，严重者可发生缺血坏死。

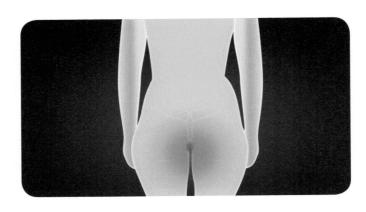

处理

初期可以多喝水，多吃些纤维质的食物，也可用药物治疗，如擦药或塞药，使用软便剂，可以让产妇排便。若伤口不严重，不建议使用泻药，也可以坐浴促进血液循环改变便秘情形。若是情形严重，如有瘘管的现象，则建议要手术治疗。

若生产完后仍有痔疮的情形，最好用坐浴的方式改善，如泡温水、多吃蔬菜水果等纤维质的食物或使用痔疮塞剂，以避免便秘，通常会使症状改善。此外，专家也建议，采用泡盆的方式，方法是高锰酸钾 1：5000 化水坐浴，建议泡 3 天的时间，可以早晚各泡一次，每次泡 10~15 分钟，若是产后 2 个月后，仍有痔疮的情形，则建议看医师。

预防

勤喝水、早活动，可增加肠道水分，增强肠道蠕动，预防便秘。少食辛辣、精细食物，多食粗纤维食物。一些妇女产后过多吃鸡蛋、肉等精细食物，可引起大便干结而量少，使粪便在肠道中停留时间较长，不但能引起痔疮，而且不利于人体健康。因此，产妇的食物一定要搭配芹菜、白菜等纤维素较多的食品，这样消化后的残渣较多，大便时易排出。

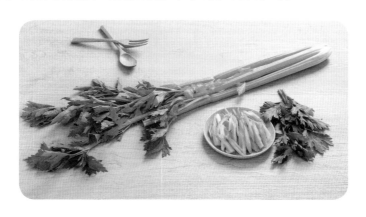

勤换内裤、勤洗浴。不但保持了肛门清洁，避免恶露刺激，还能促进该部位的血液循环，消除水肿，预防外痔。

早排便、早用开塞露。产后应尽快恢复产前的排便习惯，一般 3 日内一定要排一次大便，以防便秘。产后妇女，不论大便是否干燥，第一次排便一定要用开塞露润滑粪便，以免撕伤肛管皮肤而发生肛裂。

一场从内到外的盛大改变

产后贫血与出汗是否与体质有关

产后贫血

产妇发生产后贫血的原因很多，但究其原因首先要考虑到孕前妇女的基础健康状况及孕期是否有妊娠期合并症或并发症的发展，以及产时、产后出血的情况，还有产后产褥期的过渡情况等。

首先在孕期是有生理性贫血症状发生的。孕妈妈最显著的生理性变化是血容量的变化，变化从孕初期开始，至孕中期快速增长，孕晚期增长减缓，如此身体适应增大的子宫及额外血液系统的需要。因每个母体的身高、体重、胎次、孕育胎儿数量等影响，个体间变化不一。总的来说，血容量中因血浆较红细胞增加早且多，故血液呈稀释状态，临床表现为血红蛋白的下降，即常说的贫血。一般情况下孕足月时血红蛋白由平均130g/L下降为110g/L左右，通常在产后6周恢复。

其次，还有一些贫血症状与自身营养与遗传有关，如缺铁性贫血、巨细胞贫血及地中海贫血，孕期及产后因身体系统的系列变化，症状会进一步加重，需要对症治疗。对于孕前无贫血的妇女，在孕期对一些血液系统疾病发生的敏感性增高，主要表现在易发生妊娠期高血压疾病（导致贫血及血小板减少）、妊娠期糖尿病、自发出血倾向、妊娠相关性血小板减少、免疫性血小板减少症及感染、产后出血等相关并发症的发生。预防重于治疗，正规产前体检及规律孕期检查，以及遵医嘱注重健康营养是避免或减轻上述症状发生的关键。

产后出汗

产褥期的褥汗是妇女产后产褥期的常见症状，根据中医学说，与阴血大伤、阳无所附，卫外不固所致，而根据产褥生理，产妇产后皮肤汗腺排泄功能旺盛，排出大量汗液，能排出妊娠期体内潴留的水分，在夜间及初醒时最明显，约产后 1 周恢复。此期间注意勤换干净干燥的衣物，避免着凉感冒。

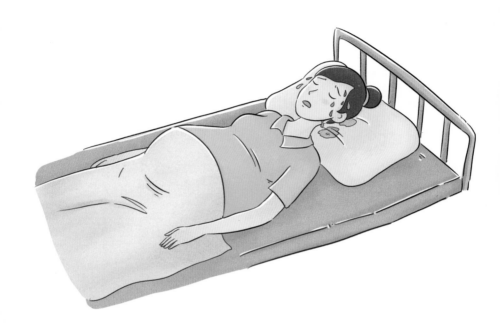

如何应对产后风湿和产后尿潴留问题

产后风湿

产后风湿俗称"月子病",西医并没有产后风湿的说法,我们西医风湿病学中所说的风湿病主要包括类风湿关节炎、系统性红斑狼疮、纤维肌痛症等疾病,与产后风湿的概念不同。

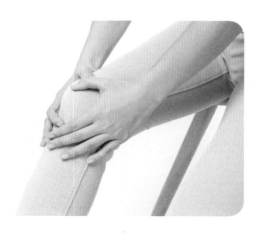

产后风湿是指产后或人工流产术后体虚之时，伤及关节、肌肉、皮肤等组织所引起的肌肉关节酸困、疼痛为主要表现的疾病。

目前认为，产后风湿的主要病因是很多女性产后出现的焦虑、抑郁等情绪。这些心理上的焦虑抑郁状态，导致自主神经功能失调，使得身体上出现怕风、周身疼痛等产后风湿的表现。

应对产后风湿的办法：

产后需经常保持心情舒畅、精神愉快，避免生气、着急、情绪抑郁，适当参加一些活动，能更快地使病情得到控制。

注意保暖，切忌贪凉，室内通风，夏天避免吹电扇、直吹空调。避免寒冷潮湿环境。

饮食调节，多吃易于消化且又富含营养的食物，禁食寒凉食物和冷饮，禁食辛辣及肥腻食物。

适当运动，根据自身的身体情况，选择较缓和、可以接受的运动，比如慢跑、散步、瑜伽等。

如症状较重，需要及时到医院就诊，排除其他疾病的情况下，在医师的指导下进行专业治疗，可以考虑中药调理。

产后尿潴留

在产褥期，尤其在产后 24 小时内，由于产程中膀胱受压，膀胱肌张力降低，对膀胱内压的敏感性降低，加上会阴切口疼痛，产妇出现排尿困难，这就是产后尿潴留。产后尿潴留容易引起子宫收缩不良、产后出血等现象。

产后尿潴留该怎么办呢？

首先不要焦虑害怕，鼓励尽早下床排尿，克服疼痛的恐惧感。

热敷下腹部，按摩膀胱，刺激膀胱肌收缩。使用开塞露塞肛，利用排尿促使排尿反射，逼尿肌收缩，使内括约肌松弛。

流水声诱导，温热水熏洗外阴，用温开水冲洗尿道外口周围诱导排尿。

肌内注射甲硫酸新斯的明 1mg，使膀胱兴奋逼尿肌促其排尿。

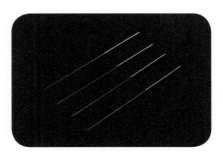

此外，还可以尝试中医针灸治疗。

如果以上方法都无效，可用导尿的方法，留置导尿管 1~2 日，等膀胱功能恢复，定时夹闭尿管，有明显尿意感后拔出。

让子宫快速复原也有好方法

子宫是孕育胚胎、胎儿生长发育的场所，呈前后略扁的倒置梨形，重 50~70g，长 7~8cm，宽 4~5cm，厚 2~3cm，容量约 5ml。随妊娠进展，胎儿、胎盘及羊水的形成与发育，子宫逐渐增大变软，至妊娠足月时子宫体积达 35cm×25cm×22cm，容量约 5000ml，增加约 1000 倍，重量约 1100g，增加近 20 倍。妊

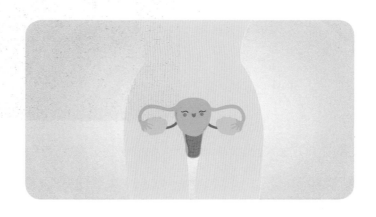

娠期子宫血管扩张、增粗，子宫血流增加以适应胎儿—胎盘循环的需要。

整个妊娠及分娩后变化最大的为子宫。在胎盘娩出后，子宫逐渐恢复至未孕状态的全过程称为子宫复旧，一般需要 6 周。其主要变化为宫体肌纤维缩复和子宫内膜的再生，同时还有子宫血管变化，子宫下段和宫颈的复原等。

胎盘娩出后，由于宫缩作用子宫圆而硬，宫底在脐下一指，以后每日下降 1~2cm，至产后 10 日子宫降入盆腔内。产后子宫复旧不良易出现产后出血，产褥感染等并发症。

如何促进子宫的复旧呢？

提倡阴道分娩　剖宫产产妇术后子宫复旧速度慢于自然分娩者。

按摩子宫　按摩子宫可以促进子宫收缩与复旧，从宫底部向宫口轻柔按摩，力量均匀，忌动作粗爆。

母乳喂养　尽早母乳喂养，不仅可以增进母婴情感，还可利用产后哺乳吸吮乳头反射性引起缩宫素分泌增加，加快子宫复旧速度。提倡早接触，新生儿娩出后 30 分钟内开始哺乳。

尽早排空膀胱　膀胱尿潴留可影响子宫收缩，出现子宫收缩乏力、产后大出血等不良后果。

缩宫素　性价比最高的药物，可以快速促进子宫收缩。

预防感染　注意休息、营养饮食、提高免疫力，注意个人卫生，避免免疫力低下等原因出现生殖道感染、子宫感染等并发症，从而影响子宫复旧。

找回丢失的好睡眠，恢复好气色

明明忙碌到没时间睡，一到床上却又睡不着。产后的你，是这个状态么？宝贝频繁的夜醒与忙碌的家务让你的睡眠时间大为减少，但是到睡觉的点却又出现了入睡困难。

产后恢复中，睡眠缺乏是新手妈妈最常遇到的问题。研究显示，55%的新手妈妈承认缺觉让自己变得很情绪化。其实，出现这种问题不仅是身体上的变化，还包括心理上的影响。

新妈妈们经历了剖宫产或自然分娩，在分娩后的最初几天，夜间睡眠很大程度会被伤口的疼痛所折磨。此外，身体虚弱、腰酸背痛，这些身体上的不适都是引起失眠的原因。

产后要开始喂养宝宝了，可是手忙脚乱怕弄痛了软软的宝宝。如果新妈妈们的喂养姿势不正确，很容易导致乳头被吸吮破裂，甚至引发乳腺炎，这种疼痛也会让妈妈们彻夜无眠。

过度进补也可能引起失眠。生完孩子后大吃大补会给胃带来巨大负担，特别是睡前吃得太饱，会让新手妈妈难以入眠。

初为人母，让不少女性倍感压力，照顾宝宝的紧张、兴奋感，以及因照顾孩子、家中经济、夫妻感情等因素，继而出现抑郁、恐惧、焦虑、烦闷等负面情绪，这些情绪均有可能引起失眠。

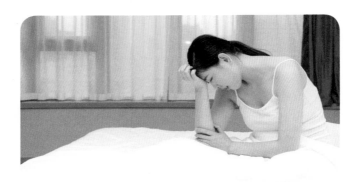

大多数新手妈妈会有跟着孩子小憩的习惯。但是婴儿睡眠时间长达 15 小时以上，而成人小憩时间如果超过 10~20 分钟，精神则会感到更差。

找到了原因，只需有针对性地解决，摆脱"睡眠困难户"也并非特别困难。

身体的不适要及时向医师倾诉，一味的隐忍解决不了身体的问题。产后恢复过程中出现身体不适很正常，不要怕麻烦，比起网络的信息，医师们更能准确地解决你的问题。

产后 42 天开始锻炼，每天做 30~60 分钟轻柔的有氧运动，也可选择形体操或瑜伽操。

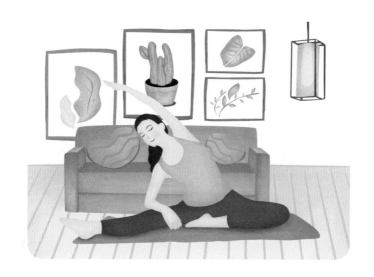

进补有度，过多的汤水不一定会转化成奶水，但一定会变成脂肪。三餐保持营养均衡，适当多添加些优质蛋白，并在晚 9 点后不再进食。当你的胃感到轻松，睡眠自然会变好。

向别人求助，学会释放压力。不要把压力默默地留在夜晚消化，身边的老公、父母、朋友，都是你的倾诉与求助对象。

冥想呼吸法能让你感到轻松。睡前把注意力集中在呼吸上，数分钟后你会觉得大脑轻松了许多。

产后瘦身减肥与营养进补不冲突

爱美是女人的天性，大家都想保持健康而苗条的身材，那么生完孩子的女人都会发胖吗？产后肥胖真的无法预防吗？不想肥胖，产后该如何进补呢？大家不妨了解一下吧！

其实产后肥胖大多是孕期肥胖的延续，当然也有很多妈妈们奉行"为了孩子"的原则，使劲进食，由于饮食不控制，导致脂肪堆积，

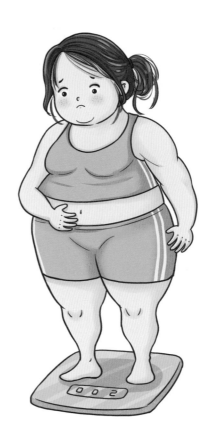

体脂上升，进而肥胖。其实，我们知道乳汁的分泌，只要体重基本正常，合理的营养就能达到标准，过度进餐反而会改变正常的营养比例。

那么，产妇生完宝宝后的营养补充应该遵循什么样的原则呢

补血　产妇在生产过程中及产后血性恶露的排除均容易导致贫血，而这种贫血以缺铁性贫血为主，所以我们的妈妈们在产后应该适当增加含铁量高的食物，比如瘦肉、动物的肝脏等。

补钙　哺乳期的妈妈们要多进食含钙的食物，这样有利于宝宝骨骼及牙齿的发育，比如牛奶、豆腐、鸡蛋、鱼虾等，可增加乳汁中的钙含量。

控制热量，低脂饮食　产妇可按身高对应的标准体重控制每天的总热量摄入，全天热量合理分配，早餐占 30%，午餐 40%，晚餐 30%。

三餐有节制　保证每天摄入充足的蛋白质、维生素和矿物质，食物多样化，以谷类为主，荤素搭配，每餐进食新鲜蔬

菜和水果以补充膳食纤维与维生素。不偏食，不暴饮暴食。

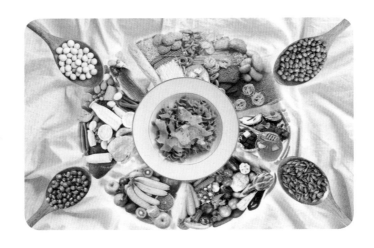

　　总之，妈妈们要明白进补的原则，一定要注意自己摄入的质，更要酌情把握好量，希望妈妈们照顾好宝宝的同时，通过合理膳食，既能提供优质的母乳，又能保持好身材。

PART 9

所有家庭成员全面的参与

丈夫如何呵护好孕育后的妻子

怀孕生产是一个家庭要经历的重要阶段，在这一阶段，孕产妇往往会变得敏感脆弱，而作为丈夫将承担起呵护妻子的责任。那么丈夫应该如何呵护好孕育后的妻子呢？

在妻子怀孕期间，要做到多一些陪伴，多一些担当，并积极参与妻子每一次的产检，获取更多孕期保健知识，减少意外情况发生，与妻子共同感受其身体的变化及胎儿的成长。

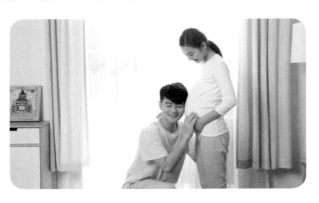

改变生活习惯。包括：戒烟戒酒，合理均衡饮食，早睡早起保证充足睡眠，适当运动，节制房事，特别是孕早期和孕晚期一定要更加注意个人卫生，避免流产、早产、阴道感染等现象发生。

主动分担家庭事务。如搬重物、打扫卫生等体力劳动，特别是孕妇有病理情况时应尽量避免其受伤。

表达对孩子的关爱。丈夫需要从怀孕初期就意识到胎儿的存在，孕中后期可适当做一些有意义的胎教，比如听一些轻音乐，对着宝宝讲故事等。在美满幸福的家庭环境中，胎儿会安然舒适地成长，生下的孩子往往聪明健康又漂亮。相反，倘若夫妻感情不和睦，彼此间经常争吵，长期的精神不愉快，过度的忧伤抑郁，会引起孕妇内分泌、代谢过程等发生紊乱，并直

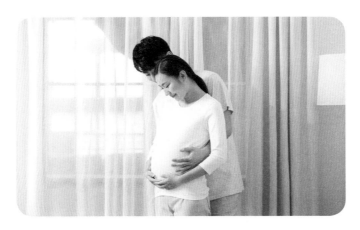

接影响到胎儿以及出生后婴儿情绪的稳定。

　　由于孕育后的妻子情绪不稳定，容易受周围环境及一些琐事影响，除了生活中周全的照顾，更应注重情感上的支持，多沟通、多倾听，尽量减少矛盾，不要和妻子起争执，让妻子在心理上有依靠，这样有助于降低产后抑郁的发生。

新妈妈别关了与外界沟通的大门

中国自古就有"坐月子"的风俗，宝宝出生以后，孕妈妈从"带球跑"的自由活动时期瞬间转变为在家守着新生儿的状态，大门不出，二门不迈。虽然生活中的大门是关着的，但新妈妈千万别关了与外界沟通的大门。

在生理情况下，孕妈妈妊娠期间，体内的激素分泌是正常情况下的 10 倍，在产后 72 小时内，新妈妈体内的雌激素水平急剧下降。此外，近年来，我国的生育主体主要是 80 后的独生子女，他们常常是家庭的生活中心，尤其是怀孕之后，孕妈妈常常就像"大熊猫"一样得到了全方位的关心和爱护。但是，有了小宝宝以后，全家人的重心大多转移到小宝宝身上，孩子的一声哭闹或者笑声就会吸引所有人的注意力，新妈妈在心理上会有极其大的失落感，尤其是在多种因素的影响下，会引起新妈妈的各种心理问题。丈夫对妈妈的关心程度，产后家庭的经济负担加重，家人对于新生儿的性别满意度——最常见的就是"重男轻女"问题，产后新生儿的身体状况，甚至"月子阿姨"的干活能力等都有可能是引发新妈妈发生心理问题的导火索。

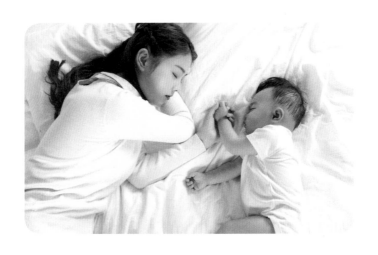

　　生活突然发生变化，原来规律的生活发生了改变，面对着孩子的小胳膊小腿，新爸爸新妈妈们不知所措，作为婚姻关系中重要的角色——丈夫，因为小宝宝的出生，将许多的注意力放在了孩子的身上。新妈妈，尤其是在原有家庭关系中非常依赖丈夫的"妻子"会快快不乐，认为丈夫对自己的爱减少了，甚至吃孩子的醋，出现情感障碍，有些甚至发展为产后抑郁症，

出现流泪、哭泣、自杀，甚至因为婴儿吵闹而闷死新生儿的过激行为。常常表现为：

情感低落　常常感觉心情不快、抑郁，无缘无故地长时间哭泣。通常情感低落在早晨较为严重，下午或晚间有所减轻。

兴趣和愉快感丧失　对任何事情或者以往非常感兴趣的事物均无兴趣，也无法从日常生活中获得乐趣，甚至对于照顾婴儿也没有愉悦感。

劳累感增加和活动减少的精力降低　常有不同程度的精力下降，体力疲乏，且通过足够的休息或睡眠并不能有效地恢复精力或体力。严重时，新妈妈会表现出许多心理学症状，且较其他的抑郁症患者更常见或严重，甚至出现自杀或者伤害婴儿的行为。例如焦虑，集中注意和注意的能力降低，自我评价和自信降低，自罪观念和无价值感，认为前途暗淡悲观，出现幻觉、妄想，有时会出现感知综合障碍。

现实生活中，人们通常表现为外向型和内向型的性格，新妈妈也不例外。出现了产后心理问题的新妈妈，总觉得内心有一股自己难以克制的负能量无法释放。外向型性格的新妈妈常常会以攻击性行为的形式——例如无端的争吵、谩骂，摔打家中的物品等。作为家人应当理解她，不能认为她是无理取闹，建议尽量通过不伤害他人、损害最小的方式释放出来。摔摔锅碗瓢盆，总比哪一天真的把哭闹的婴儿丢到窗外好得多吧！相对于外向型而言，内向型新妈妈的心理活动及表现很可能被忽视，从而酿成悲剧。产妇的默默哭泣和唉声叹气，家属只会一味阻止，说坐月子哭很伤眼睛，而不从根源解决

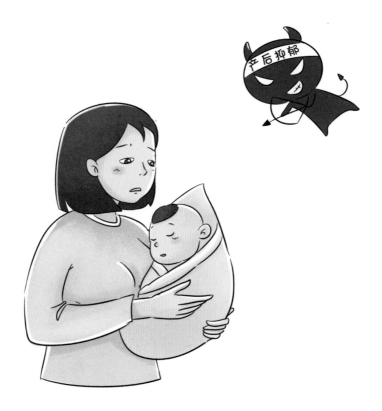

问题，产妇只有克制自己的情绪，更加压抑，甚至导致产后抑郁症。

同时，我们也要注意到新妈妈的"心理异常"甚至"抑郁"对新生儿的影响是十分明显的，而且从长远来看，存在极大的隐患。这类新妈妈，她们不愿意给予新生儿更多的关注，她们不愿意去抚摸孩子，她们不愿意和孩子浅言笑语，她们不愿意花时间逗孩子……这些孩子缺少声音刺激及肢体刺激，缺乏亲子互动与沟通，往往会表现为心智发育迟缓，对外界刺激无反应，情感障碍等，这对整个家庭甚至社会而言都是一个令人惋惜的悲剧。

"女子本弱，为母则刚"，孕妈妈需要完成到新妈妈角色的转换，需要与新生儿进行亲密接触，密切的情感沟通，就像所有的哺乳动物一样，用自己的身体、乳汁与情感，陪伴孩子健康的成长。"户枢不蠹，流水不腐"，家人尤其是丈夫的陪伴和沟通是新妈妈心门打开的唯一钥匙。家人切忌出现只顾孩子、把产妇晾在一边无人过问的情况，应该营造一种温馨和睦、其乐融融的家庭气氛，帮助产妇打开心扉，认同母亲的角色，增强自信心，加强自我调控能力，激发内在的动力去应对自身问题，消除产妇自认为无能的心态，使产妇感到被尊重、被理解和支持。凭着母性的本能，借着亲朋好友的陪伴与沟通，新妈妈一定能寻找到解决方案，成为一个自信的好妈妈！

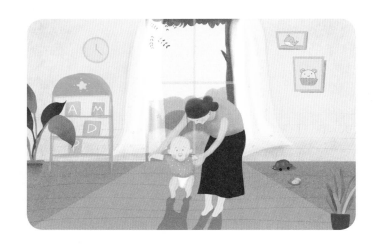

家人的理解和体谅创造和谐的氛围

　　新的小生命到来，会引发一系列的生活中的改变。这些改变，有些来自产妇本身，有些则来自于新生儿。对于产妇而言，开始坐月子，许多烦恼也随之而来，比如涨奶，乳管不通甚至发炎，按时按需喂奶缺乏睡眠，疲劳，产后体虚多汗，伤口愈合的疼痛等。带娃时出现问题：奶水不通怎么办，不够怎么办，宝宝脐带怎么处理等等问题不知如何解决的茫然，以及高度责任感导致的紧张焦虑。所以新妈咪在这个敏感而脆弱的时候，作为家人，您的理解和体谅将能很大程度上缓解新手妈妈面对这些改变出现的不适应。当然，这里说的理解和体谅绝不是指嘴上说说，比如：你怀孕辛苦了，生孩子受苦了，或者大出血受罪了，给咱们家立功了……诸如此类的话，而是要体现在很多细节的行动上，具体应该怎么做呢？

生完孩子，产妇进入产褥期，即民间听说的坐月子。"十月怀胎，一朝分娩"，虽说是生理变化，经历了分娩的艰辛与疲劳，必须调补休息一下，但实际是产妇身体恢复的过程。恢复得不好，会影响新妈咪的身体健康。无论是剖宫产还是顺产，都有一个身体比较虚弱的过程。月子里，产妇需要静心修养，调理身体，一些粗重的家务活并不适宜干。所以，这时候家人应该义不容辞地承担起家里绝大多数繁重的家务活，帮助产妇渡过恢复期。倘若家人在这个时候还对产妇暂时性地退出了家务劳动有所怨言，会给产妇增加相当大的心理负担。而过早的承担过多繁重的家务活也会给身体的恢复增加相当大的困难，甚至留下不好的远期影响。这个时段应该对产妇说："你放心的养好身体，这些家务活我们来吧！不要担心，家里有我们，我们是你坚强的后盾！"

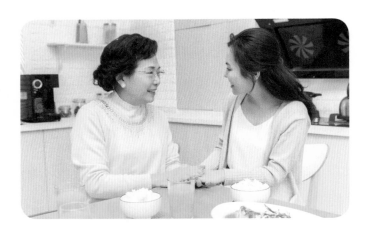

还有，产后身体虚弱，一些生活上的料理需要家人的帮忙，比如剖宫产的产妇切口有很长一段时间都是疼痛的。所以，任何腹肌可能需要用力的动作，都会牵拉伤口引起疼痛感，很多时候，比如翻身、起床、行走、抱娃、喂奶等等，家人都可以搭把手。术后打喷嚏、咳嗽等导致腹压短期内快速增大的动作甚至会导致腹部切口愈合不良，裂开。产后因为要排出身体内多余的水分，产后孕妇多汗是正常的生理现象，家人要及时帮她更换汗湿的衣物，避免着凉和影响腹部切口愈合。这个时候，做好孕妇的保暖工作非常重要。不少地方有这样一种习俗，产妇要在满月后才能洗头和洗澡。很多家人会在这点上打着为产妇好的旗号，禁止产妇清洁身体。即使大热天也穿长衣长裤，从头包到脚，门诊就有这样中暑的产妇。其实，这是非常不可取的。因为，产妇分娩时要出大汗，产后也常出汗，加上恶露不断排出和乳汁分泌，身体比一般人更容易脏，更易让病原体侵入，因此，产后讲究个人卫生是十分重要的。产后及时清洁身体可帮助产妇解除分娩疲劳，保持舒畅的心情；使皮肤清洁干净，可避免皮肤和会阴伤口发生感染；提高产妇睡眠质量、增加食欲，可使气色好转。因此，月子里及时洗澡对产妇健康十分有益。如果会阴部没有伤口，只要疲劳一解除就可开始用温开水沐浴。用温开水是为了杀灭水中的病原体，但宜采用淋浴，禁盆浴。顺产会阴有切口的产妇在切口完全愈合前可以每天用温开水洗涤一次会阴，再用温开水坐浴（5000 毫升水中加入 1 克高锰酸钾粉），达到消毒灭菌的作用，也可用浓碘伏棉球消毒

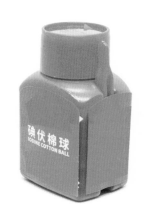

会阴切口，避免切口感染。如果产妇身体较虚弱，不能洗淋浴，可采取温开水擦浴。

　　家人需要主动为产妇做些事，比如擦擦背、按摩，当产妇长时间保持一个睡觉姿势时，你应该适时地帮她翻翻身，这样对其子宫的恢复较为有利，避免褥疮出现。同时，也可以陪伴产妇做做产后保健操，帮助盆底功能恢复，早日恢复产前的身材。食补对于恢复产妇元气很有作用，家里的大厨研究一下家庭菜谱，注意营养均衡，这样买菜的时候也可以有的放矢。有些长辈急于给产妇下奶，即使产妇做完手术还没排气就急于吃东西造成胃肠胀气。有的奶涨得不行，乳管还不通畅就急着给好多汤水下奶，产妇脾胃虚弱就被逼迫过量进食，这些都是不可取的。不同时间段的饮食侧重点不同，产妇刚分娩不久，身

体比较虚弱，口渴较明显，胃口也不佳，这是分娩过程中血液和水分大量流失造成的。这一阶段的食谱主要是以开胃补水为原则，食物以清淡、不油腻、易消化、易吸收、营养丰富者为佳，形式以流质或半流质为主，如果是剖宫产的更要遵守医嘱，逐渐从禁食过渡至正常饮食。不要急于进食所谓下奶的食物；饭菜忌太油腻、太咸，不利于产后身体内多余的水分排出。摄入足够的优质蛋白可促进伤口恢复。母乳是宝宝最好的食物，肠道恢复正常功能后，就可以给新妈妈多加些汤水帮助下奶了。高热量、高脂肪、辛辣刺激、腌制食品、含酒精咖啡因的食物都不要给宝妈吃。紧张忧虑情绪波动大，睡眠不佳都会影响奶水的质和量。

对于产妇的照顾，家人要多参与，多陪伴，多沟通，少刺激，少抱怨，少躲避，这样自然会有更加和谐的家庭氛围。

预防产后抑郁，关乎一生健康

产后抑郁症是一种产后出现以抑郁为主的短暂情感紊乱，表现为抑郁、悲伤、沮丧、哭泣等短暂的心境低落，易怒、烦躁、焦虑和恐惧等，甚至有自杀或杀婴倾向等一系列症状为特征的心理障碍。如不及时发现，可造成家庭破裂、产妇自杀或影响对儿童的抚育及早期教育，直接威胁着家庭幸福和社会安定。近年研究表明，我国产后抑郁症的发病率为20%。流行病学研究显示，产后12个月内是妇女一生中发生精神疾患的高危时期。

产后抑郁症发病原因

产后抑郁症一般在初产、高龄、妊娠并发症和合并症的女性中比较常见。妊娠、分娩引起内分泌急剧变化，以及孕期分娩随之带来的不适和体力消耗，无法承受妊娠、分娩、育儿等方面的精神压力，缺少丈夫等家属和社会的支持，加上孕产妇心理素质较差，使孕产妇身心疲惫，无法适应和承受这些方面的压力等为主要发病因素。主要因生物、心理和社会三种因素共同作用致病，其中社会因素常被人们忽视。

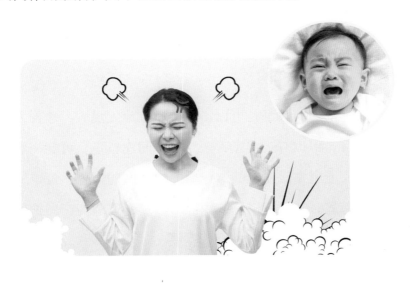

产后抑郁症临床表现

产后抑郁症多在产后 2 周发生，产后 4~6 周症状明显。典型的产后抑郁症的症状主要表现为焦虑和抑郁心境，疲劳、睡眠障碍、食欲异常、记忆力下降、注意力不集中，感到内疚、羞愧、愤怒、没有能力或无望感，存在自杀想法或自杀行为，产妇容易产生情绪低落、悲伤哭泣、胆小害怕、烦躁不安、易激怒发火、沮丧和对自身及婴儿健康过度担忧的情绪。常常失去生活自理及照料婴儿的能力，有时出现强迫观念或行为，怕出门，怕发生不幸事件等，有时还会陷入错乱或嗜睡状态。

产后抑郁症的治疗

产后抑郁症一般都是可以治愈的，且疗效显著。疗程大致为3~6个月，但也有一些患者恢复的时间比较慢，可能需要长达一两年才能康复。专业的治疗会加快痊愈的过程，可以缩短抑郁症的患病时间。所以应该积极的治疗，要坚信产后抑郁症可以治愈，能够康复。

治疗方法

药物治疗　通常使用抗抑郁药、抗焦虑药、镇静催眠药治疗，例如：盐酸度洛西丁肠溶胶囊、盐酸多塞平片、舍曲林、帕罗西汀、氟西汀、阿米替林、噻奈普汀片。此外，还要定期门诊复查，与医师沟通，监测病情和药物副作用。

心理治疗　认知行为治疗是向产妇及其家属宣传孕产期相关知识，明确其纠结原因，纠正其错误观念，以减轻孕产妇的抑郁、紧张和恐惧心理，选择用积极的信念代替消极的思想，有效地避免出现产后抑郁焦虑、挫败感和身体不适等症状的治疗方法。

支持性心理治疗能够有效地缓解病情，最好得到家人的鼓励和劝导，可有效地避免出现紧张和焦虑的情绪。

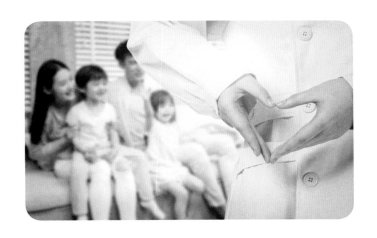

音乐治疗　通过提高人体的免疫力，选择转移注意力，降低其抑郁、紧张和焦虑情绪，改善患者的悲观情绪。

物理治疗　孕期可以选择重复经颅磁刺激，产后可以选择改良电痉挛治疗等物理治疗的方法来改善身体不适的症状，选择使用仪器治疗的方法来进行调整，效果都是比较好的。

食疗　可以选择使用食疗的方法来进行养生保健。

产后抑郁症的预防

预防和早期干预产后抑郁症非常重要，不要等到病情发展到严重的程度才开始治疗。

开展产前健康教育

利用孕妇学校和社会媒体，定期向孕妇及家属宣传孕期保健知识，尤其要重视心理保健。健康教育应当告诉孕产妇及家属在孕产期可能会遇到什么样的心理障碍，使他们提高认识，能早期识别异常，并能提高自我保健的能力，正确对待和处理所发现的问题。必要时，尽早向医师反映，求得帮助并于治疗中能与医师良好配合。向孕产妇及其家属介绍产后抑郁症的发生率、发病时间、主要表现、如何处理、治疗及不治疗的危害等。尽早让孕产妇或其家属意识到产后抑郁症问题，及早治疗才能取得良好效果。

关心、鼓励孕产妇

对孕妇进行临产前的教育。比如，教会她们如何正确呼吸减痛，如何按摩，产时如何与接产者配合用力，假如产痛无法忍受可以求助分娩镇痛，如何母乳喂养等等，同时进行一些安慰鼓励，引起产妇对未来宝宝的期待。鼓励丈夫和家属入产房陪伴分娩。

对高危因素者进行干预

针对可能发生心理障碍的高危因素，开展孕产期筛查出心理障碍者，并积极干预。研究发现，孕前有精神心理异常史、手术史、产后受到关怀帮助少、居住条件差、对孕产期保健服务不满或患某些妊娠并发症等为产后抑郁症常见的危险因素。根据以上高危因素采取有针对性的保健知识教育是常用的干预措施。

孕产妇保持良好心态

孕产妇要根据自身情况，做好孕产期生活方式和心理调适，克服孕产期出现的问题。配偶和家人要多给予理解、关心和支持，尽量避免和减低不良应激的影响，使产妇保持良好的心态。

全家正确面对新成员的到来

　　宝宝的到来无疑给全家带来了欢声笑语，一个生命的来临，对一个家庭甚至三个家庭来说，都是一股无形的凝聚力，将三个家庭紧紧地聚在一起尽享天伦之乐！可是，如何对新生儿给予高质量的养育，是现代家庭关注的重点。很少有人知道如果我们把精力过分集中在新生儿的身上，却忽略了其他因素，很

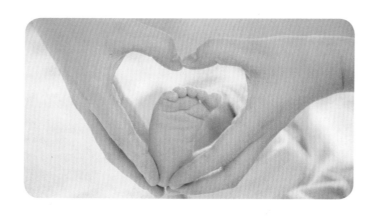

可能会影响夫妻及家庭的和睦。因此，如何寻求新家庭的和睦，给予高质量的养育，关键是正确面对宝宝的到来。

对于现代夫妇来说，除了婚礼和新房之外，似乎没有比妻子十月怀胎后新生儿的出生更重要了，甚至对于很多家庭来说，后者的重要性甚至可能远远超过前者！

正因为如此，全家的注意力似乎都单方面的集中在了这个新成员身上，很可能无意地忽视了妈妈产后的心理情绪波动，更可能完全忽略了新爸爸的心理变化。对于初婚夫妻来说，新生儿不仅仅带来欣喜和快乐，也同时带来了一个他们都陌生的社会单元——小家庭。这种从夫妻相爱到家庭和睦的转型过程不可避免地会给这对夫妇的生活和工作带来很多前所未有、让他们不知所措的新问题。也正因为如此，新生儿出生后的头两个月对这个家庭的和睦至关重要。从心理学和医学的角度来看，这两个月是协调新生儿、产妇及丈夫之间的关系，并帮助他们共同顺利渡过各自生理和心理转型的最佳时期。

对于家庭中的每一个成员来说，新生儿的到来首先意味着必须面对陌生的现状，去接受生活和工作上的改变，以及夫妻关系的重新调整。在新生儿的角度，出生意味着失去，更充满着未知，分娩的过程就是新生儿离开生活了近十个月的温暖的小窝，从此独自面对一个陌生的世界。所以，养育的首要任务就是为新生儿提供温暖，提供充满安抚及可以依赖的小窝，同时帮助他去面对这个新世界。让他逐渐认识自己的父母和环境，并融入新家庭。

在产妇的角度，分娩的过程是一种前所未有的生理和心理的挑战，不仅要忍受十级的疼痛，还要感受新生儿出生后的失落感。新生儿出生，胎盘娩出后，孕期的激素会短时间恢复正常，正是因为这样，有些产妇会在产后出现脾气暴躁、疲惫、失眠、焦躁，甚至患上产后抑郁症。但是通过新生儿和母亲的肢体接触，母乳喂养及家庭的和谐会最终平衡产妇的心理。

在丈夫的角度，妻子从怀孕到分娩及新生儿的到来，大多数的他们会惊慌，找不到自己在家庭中的角色，他们甚至发现自己在日常生活中插不上手，帮不上忙，最终让他们感到自己无用武之地。而新生儿的到来，让全家的重点聚焦于这个小生命身上，于是他们开始焦虑的寻找自己的新角色。

每一个幸福家庭都是独一无二的，但是和睦的家庭首先就是父亲、母亲和孩子三个形成稳定的三角形。懂得这些，维护好家庭和谐才能正确面对新生儿的到来，才能为孩子提供高质量的养育条件。

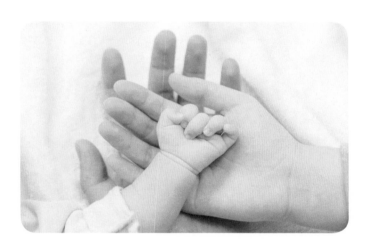

从分娩到产后恢复
健康妈妈的小秘诀

　　如何让育龄女性安全分娩并迅速平复如故，这是新时代、新形势下对我们产科工作者提出的新要求。因此，我们编写了这本图书，希望能给广大妇女些许指引，帮助女性安全顺利度过分娩及产后恢复期。

　　本书主要介绍了从分娩前准备至产褥期身体恢复全过程的健康知识，包括了待产、临产及分娩过程介绍，无痛分娩知识和绕不开的话题——中转剖宫产、以及产后恢复过程中可能遇到的各种问题。